Schmid · Schuler · Rieger

Drogen
Drogen Drogen

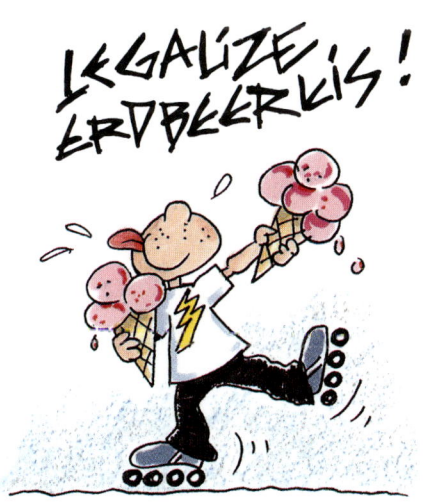

LEGALIZE ERDBEEREIS!

Ravensburger Buchverlag

Inha

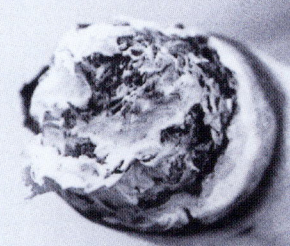

Was ist Sucht?

Genießen gehört zum Leben und ist wichtig. Manchmal sind diese Ablenkungen vom grauen Alltag so angenehm, dass man richtig süchtig danach wird.

Liebe
GEWOHNHEITEN

Es gibt sicher Tage, an denen du am liebsten die Tür hinter dir zumachen und die ganze Welt vergessen möchtest. Etwa, weil du wegen einer schlechten Schulnote Ärger mit den Eltern hast, oder weil du dich mit deinem besten Freund oder deiner engsten Freundin gestritten hast und deshalb ganz durcheinander bist.

Wahrscheinlich wirst du dir in dieser Situation etwas Gutes gönnen, das dich wieder auf andere Gedanken bringt und dich die unangenehme Angelegenheit wenigstens für einige Zeit vergessen lässt.

So wie dir geht es vielen Menschen, wenn sie unglücklich und unzufrieden sind. Sie reagieren ähnlich, wenn Stress angesagt ist.

Kerstin mag es eher gemütlich. Wenn sie genervt ist, verkriecht sie sich mit einem Buch und einer Tüte Süßigkeiten in ihr Zimmer. David dagegen beschäftigt sich lieber mit

Konsum: Ganz allgemein der Gebrauch und Verzehr von Mitteln aller Art.
Genuss: Ein als angenehm empfundener Konsum von Stoffen, aber auch von Situationen oder Momenten.

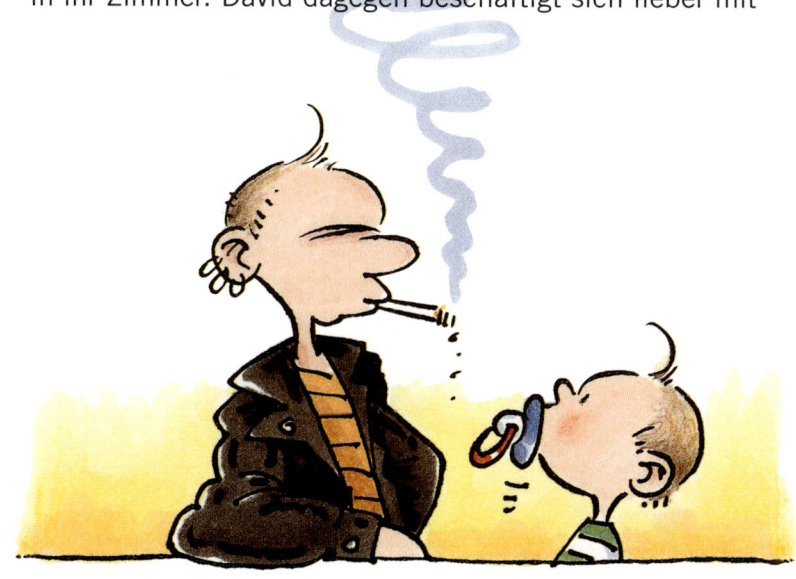

Was machst du, wenn du Ärger mit deinen Eltern oder Freunden hast?

Ich rede mit ihnen.

Ich fühle mich mies.

Ich ziehe mich zurück.

Ich lasse sie meine Verachtung spüren.

Ich beschäftige mich mit anderen Dingen.

Wie entspannst du dich?

Ich sehe fern.

Ich höre Musik.

Ich treibe Sport.

Ich lege mich ins Bett.

Ich esse.

Was machst du, wenn du allein bist?

Ich rufe Freunde an.

Ich langweile mich.

Ich sehe fern.

Ich gehe raus.

einem seiner zahlreichen Videospiele. Die Abenteuer- und Geschicklichkeitsspiele faszinieren ihn so, dass er sogar das Abendessen vergisst. Lena schaltet den Fernseher ein, wenn sie Probleme hat. Die Geschichten der Vorabendserien oder die lustigen Unterhaltungssendungen heitern sie schnell wieder auf, sagt sie. Solche Vergnügungen sind wichtig, denn sie beruhigen, sorgen für bessere Stimmung und helfen beim Abschalten. Die kleinen Freuden des Alltags haben allerdings einen Haken. Da sie als sehr angenehm empfunden werden, möchte man nur noch ungern auf sie verzichten. Man entwickelt richtige Gewohnheiten, mit denen man sich immer häufiger ablenkt. Diese eingefahrenen Verhaltensweisen, mit denen man in bestimmten Momenten ohne groß nachzudenken reagiert, kennt jeder. Sie sind normalerweise nicht weiter schlimm. Bedenklich wird es allerdings, wenn die Macht solcher lieb gewordenen Gewohnheiten so stark ist, dass alles andere daneben unwichtig wird.

Gewohnheit: Verhalten, bei dem in bestimmten Situationen automatisch immer das Gleiche getan wird.

Missbrauch: Etwas wird so intensiv benutzt, dass seine Wirkung nicht mehr gut tut. Der Fernseher beispielsweise dient dann nicht mehr als Informations- und Unterhaltungsmedium, sondern zur ständigen Ablenkung und Betäubung von Langeweile.

Was haben Gewohnheiten eigentlich mit Sucht zu tun?

Spannungen, Langeweile und Konflikte werden häufig durch den Missbrauch von Konsummitteln verdrängt. Verfestigen sich diese Verhaltensweisen mit der Zeit zur hartnäckigen Gewohnheit, kann dies zur Sucht führen. Esssüchtige futtern zum Beispiel nicht nur, um den Hunger zu stillen, sondern auch, weil es ihnen über Frustrationen und Leere hinweghilft. Sie schlingen so lange alles gierig in sich hinein, bis der Körper nicht mehr kann und mit Erbrechen reagiert. Auch die Beschäftigung mit dem Computer kann süchtig machen. Statt die Technik vor allem zur Arbeit und Unterhaltung zu nutzen, ziehen sich echte Computerfreaks von der Umwelt zurück. Sie wissen sonst oft nichts mit sich anzufangen und verlieren allmählich jeden Kontakt zur Außenwelt.

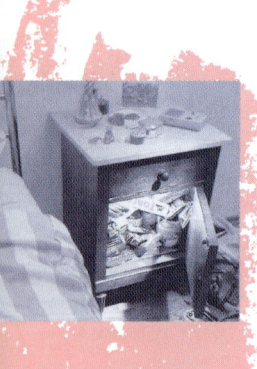

Sucht ist die übermäßige Gier nach einem bestimmten Stoff oder der unbeherrschbare Drang etwas zu tun, was zunächst Wohlbefinden auslöst. Wer einer Sache verfallen ist, kennt nur noch ein Ziel: den Glückszustand zu erreichen, den das jeweilige Suchtmittel verspricht. Alle anderen Menschen, sogar Verwandte und gute Freunde, werden daneben gleichgültig. Süchtige können in klaren Momenten sehr wohl erken-

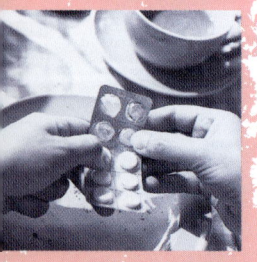

> **Sucht:** Unbezwingbares Verlangen nach einem angenehmen Erlebnis- oder Gefühlszustand als Flucht aus der Realität.

nen, dass sie durch ihr Tun sich und ihrer Umgebung schaden. Doch die Sucht ist stärker.
Süchtige Menschen fühlen sich zu ihrem Suchtverhalten immer wieder gezwungen, solange ihnen keiner aus dem Teufelskreis heraushilft. Sie haben ihre persönliche Freiheit und Selbstbestimmung verloren, sind zu Sklaven ihrer Sucht geworden.

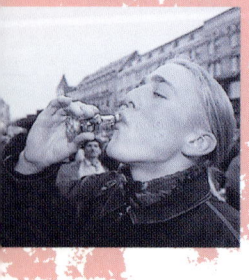

„Sucht" kommt aus dem Althochdeutschen, von „siech", was so viel wie „krank sein" heißt. Diese ursprüngliche Bedeutung steckt noch immer in zahlreichen Wörtern wie „Gelbsucht", „Schwindsucht" oder „Fallsucht". Auch heute ist eine Sucht weder das Zeichen für eine Willensschwäche noch ein Charakterfehler, sondern eine schwere seelische Störung. Sie kann und muss wie andere psychische Krankheiten auch behandelt werden.

SCHOKOLADE TRÖSTET, KAFFEE MACHT MUNTER

Schokolade enthält einen Stoff, der glücklich macht. Phenyläthylamin wirkt wie ein Hormon, das ausgeschüttet wird, wenn wir verliebt sind. Auch die Banane hat Substanzen, die gute Laune machen. Zucker macht körperlich abhängig. Um ihn zu verarbeiten, braucht der Körper Vitamin B1. Fehlt das Vitamin, entsteht ein Heißhunger auf weitere Süßigkeiten. Auch Kaffee und Tee machen süchtig. Koffein und Tein regen zwar an, denn wir fühlen uns munterer. Aber dass Kaffeetrinken auch zur Sucht werden kann, merken wir spätestens dann, wenn wir einmal auf die gewohnte Tasse verzichten müssen.

Mit einem Griff ein
Stück vom Glück

Zu einem Suchtmittel kann alles werden, was persönliche Schwierigkeiten und unangenehme Situationen überdeckt: Süßes, das ständig als Trostspender dient; Arbeit, mit der man sich Erfolgserlebnisse und Anerkennung verschafft; Glücksspiele, die für Nervenkitzel sorgen; oder die Traumwelten von Fernsehserien und Spielfilmen.

Süchtig machen können natürlich auch sämtliche Alltagsdrogen, zum Beispiel Alkohol und Zigaretten als Entspannungs- oder Anregungsmittel, Medikamente als schnelle

Schmerzkiller oder Leistungs-pillen und erst recht all die verbotenen Rauschgifte wie etwa Ecstasy oder Heroin. Drogen sind besonders heim-tückische Suchtmittel. Die Pillen, Pulver oder Flüssig-keiten verändern Bewusstsein und Körpergefühl, wenn sie gespritzt, geraucht oder geschluckt werden. Man könnte sie deshalb für den einfachsten und bequemsten

Drogen: Von niederländisch „drog", trocken. Ursprünglich waren Drogen getrocknete Pflanzen oder Kräuter, die als Gewürz, Par-füm oder Medizin genutzt wurden. Heute verstehen wir darunter in erster Linie all jene Stoffe, die den Menschen in angenehme Stimmun-gen versetzen können. Im engeren Sinn sind dies Mittel, die anregen oder beruhigen. Im weiteren Sinn sind Drogen Stoffe, die den Menschen körperlich und seelisch abhängig machen.

Weg halten, wie man schnell zu Wohlbefinden und gut in Stimmung kommen kann. Doch sie führen fast immer zu schweren gesundheitlichen Schäden und einem Leben am Rande der Gesellschaft.

Süchtige sind willensschwache Versager,
sagen viele Menschen und denken an Penner am Bahnhof und hohlwangige Fixer im Park. Sucht ist aber eine Krank-heit, die jeden gefähr-det, egal ob Schüler, Arbeiter, Angestellte oder Manager.

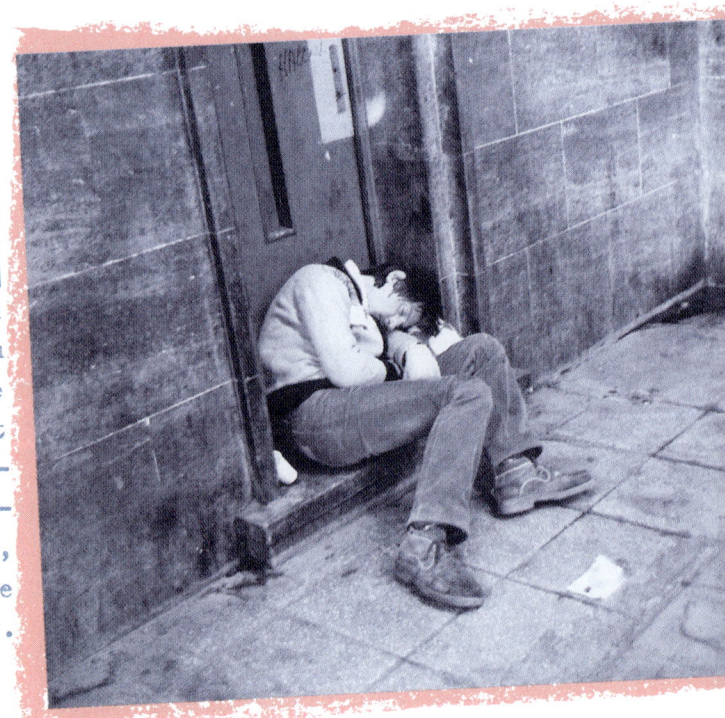

Die körperliche Abhängigkeit lässt sich bei den meisten Suchtmitteln ziemlich schnell überwinden. Weitaus hartnäckiger ist die seelische Abhängigkeit, deren Ursachen oft weit in der Vergangenheit des Menschen liegen.

Hinter jeder Sucht steckt eine SEHNSUCHT

Suchtmittel gewinnen nur Macht über Menschen, die nicht gelernt haben, mit seelischen Belastungen und persönlichen Problemen fertig zu werden.

Wie man mit Schwierigkeiten und Konflikten umgeht, erfahren wir von klein auf. Kinder übernehmen von Erwachsenen den richtigen oder falschen Umgang mit Mitteln, die zur Sucht führen können. Wenn sie sehen, dass der Fernseher nur angeschaltet wird, um abzuschalten, dass mit Bier jeder Ärger runtergespült wird oder dass Süßigkeiten als angenehme Trostspender dienen, werden eigentliche Genussmittel wie Alkohol, Medien oder Essen zu bequem erreichbaren Fluchtmitteln vor Ärger und Stress.

Für jemanden, der nicht gelernt hat, mit Belastungen oder Unlustgefühlen umzugehen, kann jede Krise leicht zum Auslöser für süchtiges Verhalten werden. Schlechte Noten in der Schule, die Scheidung der Eltern oder ein Mangel an echten Freunden – da scheint das Suchtmittel der einzige Ausweg zu sein, um Frust, Angst und Versagergefühle zu vergessen.

Eine Sucht entwickelt sich daher zum einen aus gewohnten Verhaltensweisen. Zum anderen ist sie als ein Hilferuf von

GENUSS

braucht Zeit

kennt keine Reue

gehört zum Alltag

fordert Maßhaltung

bedarf der vollen

Aufmerksamkeit

kommt durch Lust

auf Neues

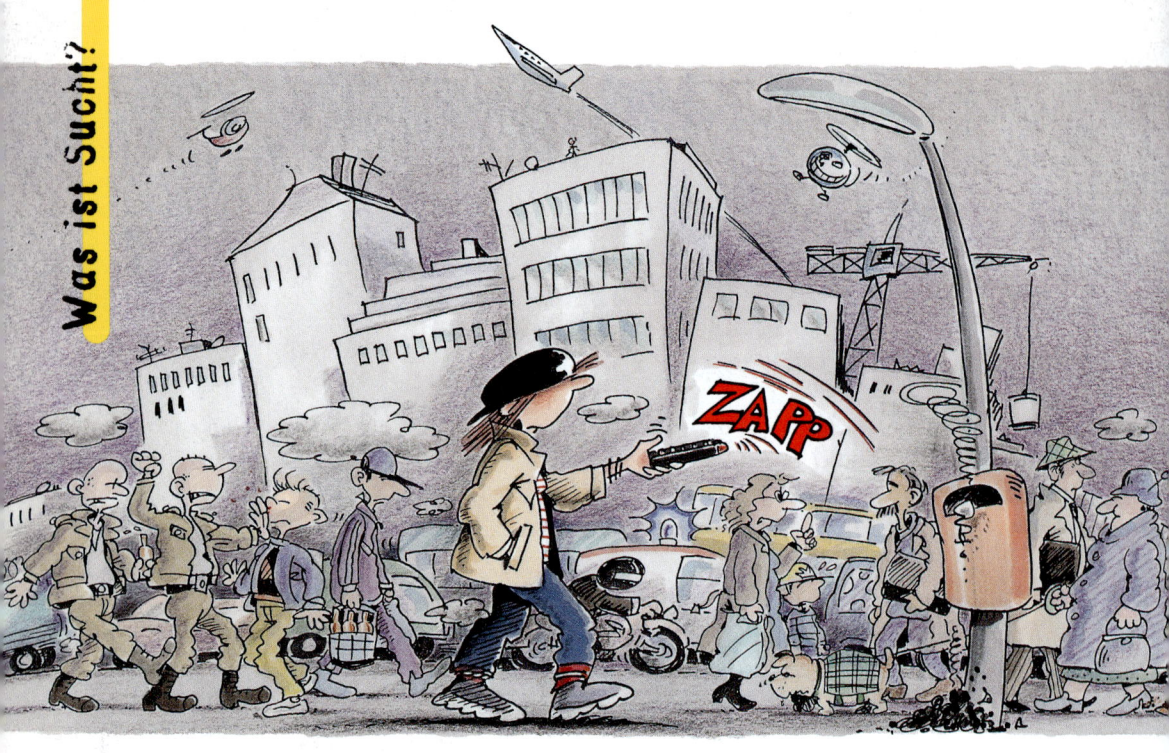

Menschen zu verstehen, die nie gelernt haben, sich ihrer
Bedürfnisse und Sehnsüchte bewusst zu werden oder sie zu
zeigen. Wer dagegen bereit ist, Aufgaben und Probleme
anzupacken und mit Krisen fertig zu werden, hat es besser.
Denn die Flucht in die Sucht löst keine Probleme, sondern
schafft auf Dauer jede Menge neue Schwierigkeiten.

FRAUENSÜCHTE

Im Allgemeinen fallen nur Männer auf, weil
sie betrunken sind. Ist die Alkoholsucht deshalb eine Männerkrankheit? Tatsächlich sind
doppelt so viele Männer wie Frauen Alkoholiker. Doch schon Mädchen sind suchtge-
fährdet. Sie wenden sich allerdings unauf-
fälligen Süchten zu, weil sie zu Zurückhaltung
und Anpassung erzogen wurden. Mädchen
und Frauen greifen lieber heimlich zu Medikamenten, die ihnen helfen sollen, allen an
sie gestellten Anforderungen gerecht zu werden.

Beim Tabakkonsum holen die Mädchen
inzwischen auf, weil nun auch ihnen die
Werbung Selbstständigkeit und Lebensfreude
verspricht. Unter Magersucht leiden fast nur
Frauen, während Spielsucht oder Arbeitssucht
wiederum weitgehend Männersache ist.

MÄNNERSÜCHTE

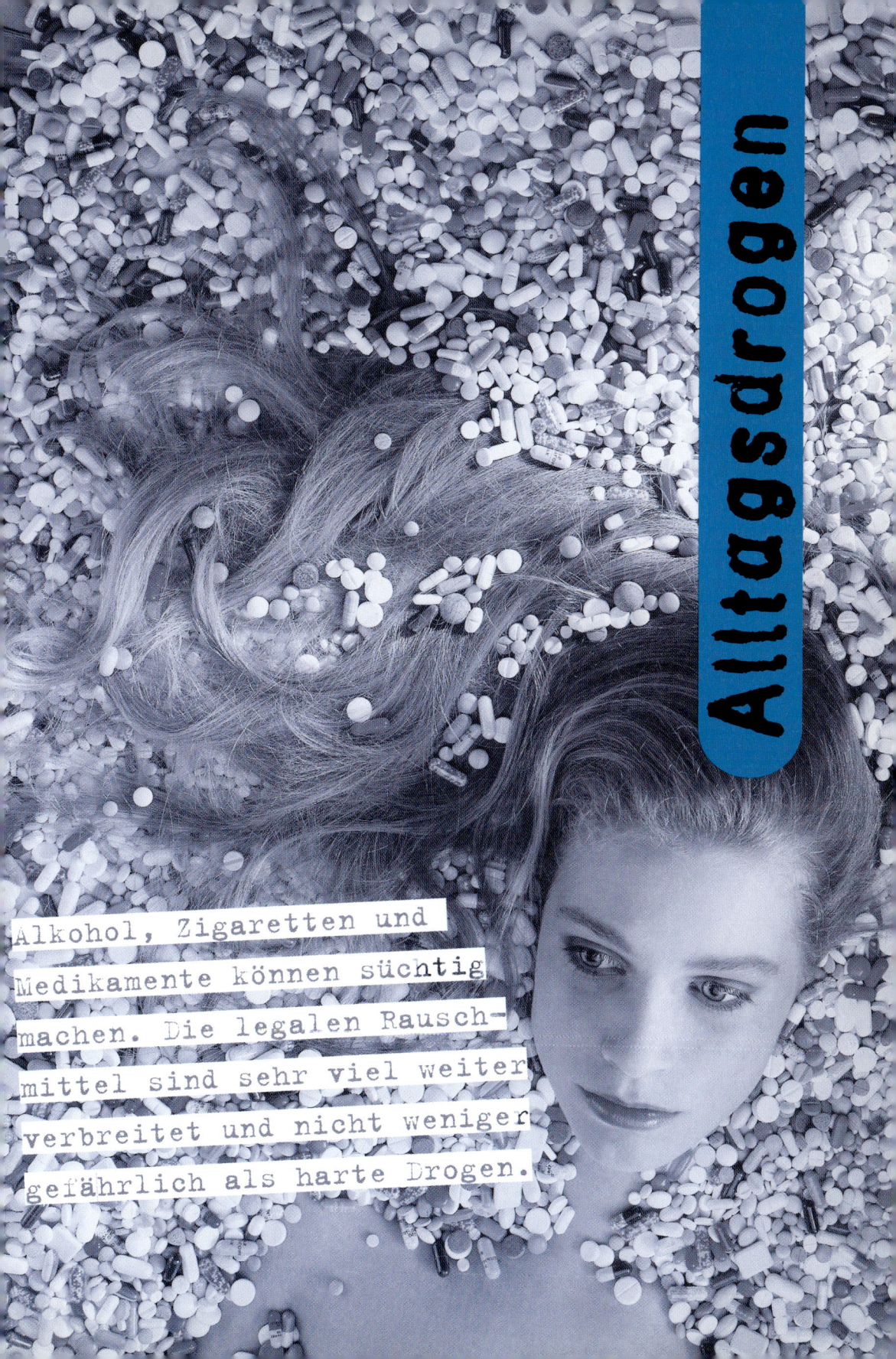

Alltagsdrogen

Alkohol, Zigaretten und Medikamente können süchtig machen. Die legalen Rausch-mittel sind sehr viel weiter verbreitet und nicht weniger gefährlich als harte Drogen.

Die MUNTERMACHER der Nation

Arne dröhnt der Kopf wie ein Formel-1-Motor. Aber das ist er ja inzwischen schon gewöhnt. Gehört irgendwie dazu nach so guten Feten wie der von gestern Abend. Obwohl – eigentlich hat er ja nach seinem Filmriss gar nicht mehr so viel davon mitbekommen.

Mannes Eltern sind verreist, und da organisierte die Clique gleich ein paar Kästen Bier und feierte kräftig in der sturmfreien Wohnung. Alle waren gut drauf, daran kann Arne sich noch erinnern. Irgendwann hatte sich Tschingis dann mit einer halb vollen Pulle Schnaps aus der Hausbar vor ihm aufgebaut und gegrinst: „Na, Kleiner, verträgst du auch Männersachen?"

Das konnte er natürlich nicht auf sich sitzen lassen. Allein schon wegen Tschingis nicht, der sich immer so selbstsicher und überlegen gibt.

Beim Frühstück blickt ihn seine Mutter besorgt an, als er mit bleichem Gesicht keinen Bissen runterbringt. „Musst du immer so viel trinken?", fragt sie unglücklich.

„Lass ihn doch", grinst Vater.

„Das hat noch keinem geschadet, ab und zu einen über den Durst zu trinken."

Eigentlich nervt Arne das.

Als ob seine Partys irgendetwas mit Vaters Biersaufen beim langweiligen Absacken vor dem Fernseher zu tun hätten!

Delirium: Sinnestäuschungen beim Entzug von Alkohol oder anderen Drogen.

Doping: Leistungssteigerung durch Medikamente oder andere Mittel.

Einstiegsdroge: Erstes Rauschmittel, das zum Konsum anderer Drogen verführt. Eine Drogenkarriere beginnt in der Regel mit Zigaretten und Alkohol.

Entzugserscheinungen: Heftige seelische und körperliche Schmerzen beim Absetzen eines Suchtmittels.

DIE MEISTEN MENSCHEN MISSBRAUCHEN ALKOHOL, WENN SIE beim Sport, vor dem Autofahren, bei der Arbeit, in der Schule, bis zum Rausch, als Seelentröster, zur Entspannung und Beruhigung IMMER WIEDER SEHR VIEL TRINKEN.

Auch Katrin geht es am Morgen nach dieser Fete bei Manne nicht besonders gut. Sie hat zwar gestern kaum etwas getrunken, aber die Klassenarbeit heute bereitet ihr ein flaues Gefühl im Magen und sorgt für bohrende Kopfschmerzen.

„Aufgeregt?", fragt ihre Mutter besorgt.

„Kannst du mir nicht wieder etwas geben?", bittet Katrin mit kläglicher Miene.

„Willst du jetzt wegen jeder Arbeit Pillen schlucken?" Der Vater schüttelt verständnislos den Kopf.

„Wenn es ihr doch hilft", meint die Mutter und legt Katrin eine Tablette neben den Teller.

„Aber eine Dauerlösung ist das nicht", knurrt der Vater.

Nur gut, dass er nicht weiß, dass Katrin noch eine andere Verwendung für Mutters Pillen gefunden hat. Bevor sie in Diskos oder auf Partys geht, nimmt sie nämlich seit kurzem ein Schmerzmittel. Wenn sie dazu noch etwas Alkohol trinkt, ist ihre Schüchternheit wie weggeblasen. Richtig locker und ausgelassen fühlt Katrin sich dann.

Genuss braucht keine
AUSREDEN

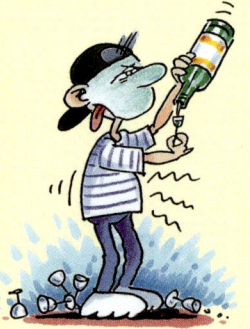

Ausrede 1: Schnaps hilft bei der Verdauung und gegen Übelkeit. **Wahr ist:** Hochprozentige Getränke greifen die Magenschleimhaut an.

Ausrede 2: Alkohol ist die beste Medizin bei Erkältungen. **Wahr ist:** Die Menge an reinem Alkohol ist viel zu gering, um die Bakterien zu töten.

GURGEL

Ausrede 3: Bier ersetzt eine ganze Mahlzeit. **Wahr ist:** Alkohol enthält zwar sehr viele Kalorien und macht dick, hat aber keine gesunden Nährstoffe wie Vitamine.

Ausrede 4: Alkohol macht fröhlich. **Wahr ist:** Man wird gelöster und verliert seine Hemmungen, zugleich aber auch die Reaktions- und Urteilsfähigkeit.

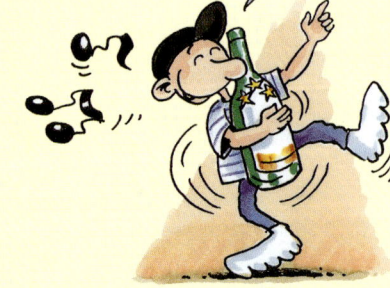

PLOPP!

Ausrede 5: Alkohol macht munter. **Wahr ist:** Die Wirkung ist nur kurz. Dann wird man umso müder.

Ausrede 6: Alkohol wärmt. **Wahr ist:** Die Gefäße erweitern sich, sodass man sich wärmer fühlt. Tatsächlich gibt der Körper mehr Wärme ab.

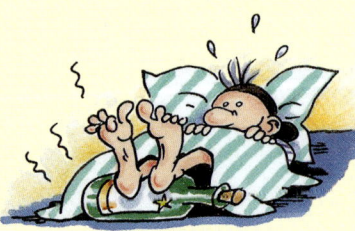

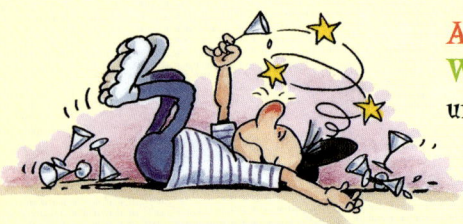

Ausrede 7: Alkohol ist ein Beruhigungsmittel. **Wahr ist:** Gehirn und Nerven werden betäubt und auf Dauer geschädigt.

Der Geschmack von ABENTEUER

Es fällt schwer, Alkohol und Nikotin, aber auch Medikamente als gefährliche Drogen anzusehen. Schließlich gehören sie zu unserem täglichen Leben einfach dazu. Das Bier als Stimmungsmacher, der Wein zu feinen Speisen oder in gemütlicher Runde, der Schnaps zum Verdauen nach dem Essen oder zum Skat. Gequalmt wird in der Schulpause, zu Hause, in der Disko oder nach dem Sport. Und Tabletten helfen zuverlässig gegen Kopfschmerzen, Schlaflosigkeit oder Nervosität.

Doch die als harmlose Genuss- oder Heilmittel getarnten Alltagsdrogen sind alles andere als ungefährlich. Alkoholsucht ist am weitesten verbreitet und fordert die meisten Todesopfer. Auf jeder Zigarettenschachtel wird vor dem Nikotin gewarnt und inzwischen streitet sogar die Tabakindustrie nicht mehr ab, dass Rauchen der Gesundheit schadet. Aber immer noch raucht fast jeder Dritte, und etwa jeder Zehnte ist nikotinabhängig. Auch deutliche Hinweise auf die Folgen und Nebenwirkungen von Medikamenten verhindern nicht, dass mehr Menschen tablettensüchtig sind als drogensüchtig. Viele machen ihre ersten Rauscherfahrungen mit einem legalen Mittel, bevor sie auf einen härteren, illegalen Stoff umsteigen.

Wichtig ist, was du willst

Du wirst immer wieder vor der Entscheidung stehen, ob du das tun willst, was andere von dir erwarten, oder ob du klar Nein sagst, wenn du etwas nicht willst. Dabei geht es auch um die Frage, ob du dich von anderen bestimmen lässt oder ob du dein Leben selbst in die Hand nimmst. Überleg doch mal, was Freunde wert sind, die dich nur akzeptieren, wenn du nach ihrer Pfeife tanzt.

Ziemlich DANEBEN oder voll auf Zack?

Das Leben ist voller Abenteuer und Herausforderungen. Ständig musst du Entscheidungen treffen, die deine Zukunft verändern können. Dabei gibt es mindestens zwei Möglichkeiten: Du liegst mit deiner Entscheidung ziemlich daneben oder triffst voll ins Schwarze. Hier kannst du feststellen, wie du in kniffligen Situationen reagierst und ob du auf Zack bist.

1 Du kommst auf eine Fete. Die Stimmung ist noch ziemlich trüb.

a Ich erkundige mich nach der Alkoholquelle, damit wenigstens meine Stimmung besser wird.

b Ich suche mir jemanden, den ich volllabern kann.

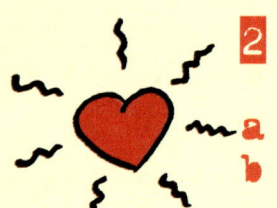

2 Du siehst einen netten Jungen/ein nettes Mädchen. Du würdest ihn/sie gern ansprechen.

a Mit Alkohol war das noch nie ein Problem.

b Ich nehme allen Mut zusammen und sage ihr/ihm, dass ich mich sonst nie traue, jemanden anzusprechen.

3 In der Schule steht eine wichtige Klassenarbeit an. Das macht dich ziemlich unruhig und nervös.

a Mit der richtigen Tablette bin ich wieder die Ruhe selbst.

b Lieber eine Vier mit feuchten Händen als eine Eins auf Rezept.

4 Alle in der Clique rauchen. Du willst auch nicht als Weichei gelten.

a Ich kaufe mir eine Schachtel Light-Zigaretten, um beim ersten Mal wenigstens nicht husten zu müssen.

b Wer ein Weichei ist, zeigt sich beim nächsten Konditionstraining.

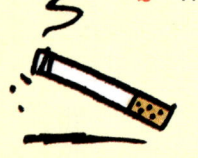

5 Du hast Krach mit der Freundin/dem Freund.

a Einfach den Ärger runterspülen!

b Das will ich jetzt aber klären!

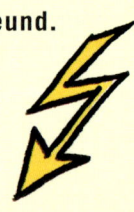

6 Mit Freunden und Bekannten redest du häufiger über deine berufliche Zukunft. Dir wird es ganz flau im Magen, wenn du an Arbeitslosigkeit und Lehrstellenmangel denkst.

a Mit dem richtigen Stoff sieht die Zukunft wieder rosig aus.

b Wenn mir keiner eine Chance bieten will, suche ich sie eben selbst.

7 Du ziehst mit deinen Eltern in eine andere Stadt. Du kannst deine besten Freunde nicht mehr besuchen, weil sie zu weit weg wohnen.

a Wenigstens ist mir noch der Fernseher geblieben.

b Das zieht mich zwar ganz schön runter. Aber wir leben ja nicht auf dem Mond.

8 Du findest das Leben manchmal ganz schön öde.

a Gute Laune gibt es in Liter- oder Halbliterflaschen.

b Manchmal muss ich eben selbst für Stimmung sorgen.

9 Du hast das Gefühl, dass dich niemand versteht.

a Ein Schluck am Morgen vertreibt Kummer und Sorgen.

b Genies wurden immer schon verkannt.

10 Dein Schwarm lässt dich abblitzen.

a Ich schaue lieber ins Glas als in die Röhre.

b Noch gebe ich mich nicht geschlagen.

11 Du hast eine dicke Wut im Bauch.

a Bevor ich in die Luft gehe, greife ich lieber zu 'ner Kippe.

b Erst mal tief Luft holen und wieder runterkommen. Dann werde ich denen erzählen, was Sache ist.

Natürlich hast du das Spiel schnell durchschaut: Wer häufig **a** sagt, geht gern den Weg des geringsten Widerstands. Der führt aber nicht sehr weit, sondern höchstens zum nächsten Rausch. Wer **b** sagt, wählt in der Regel die unbequemere Möglichkeit. Dafür bleibt das Leben so weitaus spannender als bei der Flucht zu Seelentröster und Ablenkungsmittel.

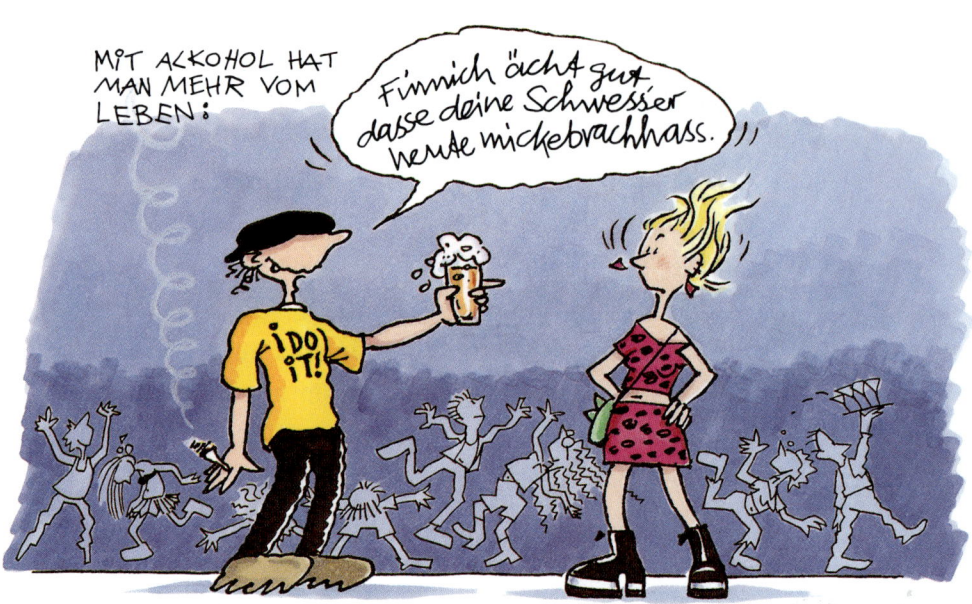

Ein gefährliches GIFT

Alkohol betäubt das Denken und Fühlen. Im Wilden Westen erhielten Verletzte erst einmal einen ordentlichen Schluck aus der Whiskyflasche, bevor ihnen eine Kugel herausgeschnitten wurde. Matrosen erhielten täglich eine kräftige Portion Rum, damit sie auf hoher See Kälte und Einsamkeit vergaßen.

Durch den Griff zur Flasche werden Hemmungen eingeschläfert. Ein Schwips kann noch ganz witzig sein, weil er beschwingt und fröhlich macht. Eine durchzechte Nacht endet aber am nächsten Morgen mit Kopfschmerzen, Übelkeit und Müdigkeit. Wer regelmäßig Alkohol trinkt, verträgt immer mehr davon. Der Organismus stellt sich auf den Stoff ein. Ein alkoholabhängiger Mensch braucht deshalb immer öfter immer mehr

SO ENTSTEHT

Alkoholische Getränke werden aus Obst und Getreide hergestellt, deren Fruchtzucker oder Stärke durch Hefe vergoren wird. Hochprozentiger Alkohol wird durch wiederholte Destillation von Gärungsalkohol gewonnen. Zwischen 10 000 und 5 000 v. Chr. wurden die ersten alkoholischen Getränke hergestellt. Die Germanen vergoren Honigwasser zu Met und Gerste zu einer frühen Form von Bier.

ALKOHOL

Typen der Alkohol-abhängigkeit

Der Problemtrinker

(Alpha-Typ) braucht Alkohol, um Angst und Spannungen abzubauen oder Ärger hinunterzuspülen.

Der Gelegenheitstrinker

(Beta-Typ) greift nur zu bestimmten Anlässen wie Familienfeiern, Partys, in der Kneipe oder zur Entspannung vor dem Fernseher auf Alkohol zurück.

Der klassische Trinker

(Gamma-Typ) leidet am so genannten Kontrollverlust, dem Nicht-mehr-aufhören-Können, das meist im Vollrausch endet.

Der Spiegeltrinker

(Delta-Typ) muss immer einen bestimmten Alkoholspiegel aufrechterhalten, sonst reagiert sein Körper mit Entzugserscheinungen.

Der Quartalstrinker

(Epsilon-Typ) braucht normalerweise keinen Alkohol. Wenn er aber trinkt, dann unkontrolliert bis zur Bewusstlosigkeit.

davon, um überhaupt noch etwas von seiner Wirkung zu spüren.

Alkoholabhängige verbergen ihren Alkoholkonsum geschickt. Sie trinken nur heimlich, das eigentliche Ausmaß wird heruntergespielt. Mit der Zeit ist die „Fahne" jedoch ebenso wenig zu leugnen wie der unsichere Gang und die Schwierigkeit beim Reden. Dann ist das Verlangen nach einem Schluck allerdings schon so stark, dass es den Abhängigen egal ist, ob Angehörige oder Freunde etwas bemerken. Sie reagieren zunehmend gereizt, verlieren jegliches Interesse an sich und ihrer Umgebung. Versuche, mit dem Trinken aufzuhören, scheitern an quälenden Entzugserscheinungen wie Zittern, Nervosität und innerer Unruhe. Im Extremfall drohen Bewusstseinsstörungen und Verwirrtheit bis hin zum Delirium tremens. Manche Alkoholiker sehen dann tatsächlich „weiße Mäuse". Schon etwa 40 Gramm reiner Alkohol täglich, das

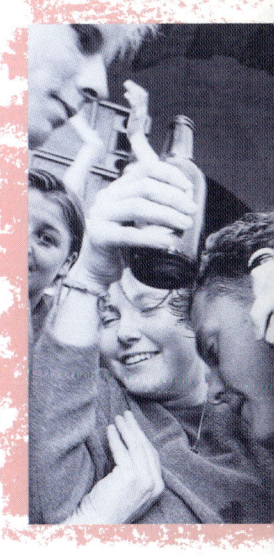

entspricht zwei Flaschen Bier oder zwei Glas Wein, können Männer auf Dauer krank machen, bei Frauen reicht dazu sogar die Hälfte. Kindern und Jugendlichen schaden noch geringere Mengen Alkohol, und sie werden auch viel schneller abhängig als Erwachsene.

Fettleber, Entzündungen und Krebsgeschwüre in der Speiseröhre, im Magen- und Darmbereich sowie Schäden am Herzen und an der Bauchspeicheldrüse sind nur einige der schweren Erkrankungen, die auf ständigen Alkoholmiss-

Daten und Fakten oder: Können sich Millionen irren?

Pro Kopf wurden in Deutschland 1996 fast 10,9 Liter reiner Alkohol getrunken, das entspricht nicht ganz einem Liter Bier täglich für jeden, egal ob Säugling oder Großmutter! Als alkoholgefährdet gilt jeder sechste Mann und jede zwanzigste Frau. Bereits mit 12 Jahren trinkt ein Viertel der Jugendlichen regelmäßig Bier, Wein oder Sekt.

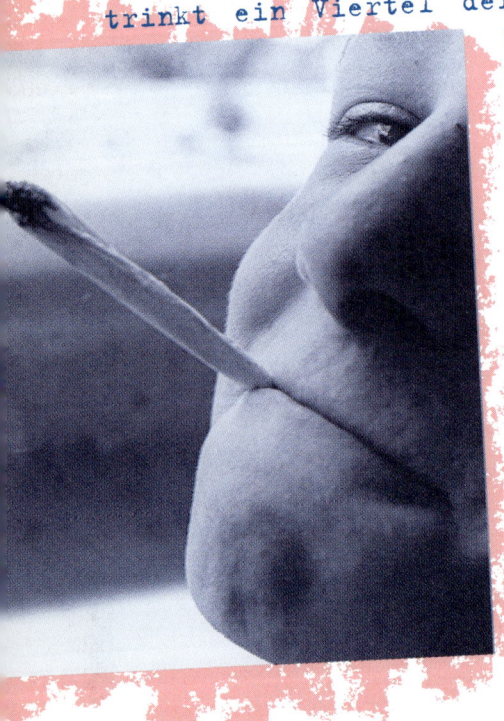

Rauchen gilt weltweit als die Krankheits- und Todesursache Nummer eins.

In Deutschland sterben jährlich 160 000 Menschen an den Folgen des Rauchens. Zum Vergleich: Pro Jahr gibt es „nur" 11 000 Verkehrstote.

Zehn Millionen Bundesbürger nehmen jeden Tag irgendwelche Präparate. Etwa 1,4 Millionen Deutsche gelten als medikamentenabhängig. Etwa ein Viertel aller Krankenhauspatienten wird wegen Arzneimittelschäden behandelt.

brauch zurückzuführen sind. Bei jedem Rausch sterben zudem bis zu fünf Millionen Gehirnzellen ab. Alkoholiker müssen damit rechnen, bis zu 15 Jahre früher zu sterben als Leute, die mäßig trinken. Alkohol kann aber auch ein schneller Killer sein. Trink-wetten, bei denen beispielsweise Schnaps-flaschen in einem Zug geleert werden, enden unter Umständen sofort tödlich durch Lähmung des Atemzentrums.

Der blaue DUNST

Raucher genießen die Zigarette nach dem Essen oder zum Entspannen, sie fühlen sich sicherer mit ihr, weil sie sich an etwas festhalten können, finden kleine Rauch-pausen beruhigend oder knüpfen leichter Kontakt, wenn sie ihrem Gegenüber eine Kippe anbieten können.

Aber kämen sie je auf die Idee, ihre Nase an den qualmenden Auspuff eines Autos zu halten? Bestimmt nicht! Und doch wäre

NICHT-RAUCHEN

ist lungenfreundlich

schont den Kreislauf

spart Geld

ist rücksichtsvoll

ist umweltbewusst

liegt im Trend

wirkt natürlich

und cool

die Wirkung auf den Körper ähnlich verheerend. Denn mit jedem Zug am Glimmstängel gelangen über 2000 verschie-dene Giftstoffe in die Lunge und von dort über das Blut in den Körper.

Besonders gefährlich ist dabei der wichtigste Bestandteil der Tabakpflanze, das Nikotin. Schon 0,05 Gramm genü-gen, um einen Menschen damit zu vergiften. Wer täglich eine Packung Zigaretten raucht, saugt pro Jahr eine Tasse Teer in seine Lunge. Der Teer beschichtet die Atemwege und verhindert deren Selbstreinigung. Durch Husten ver-sucht der Körper die Verschmutzung loszuwerden. Andere Schadstoffe sind sowohl die natürlichen Tabakbestandteile wie Arsen, Formaldehyd, Cadmium oder Dioxin als auch

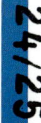

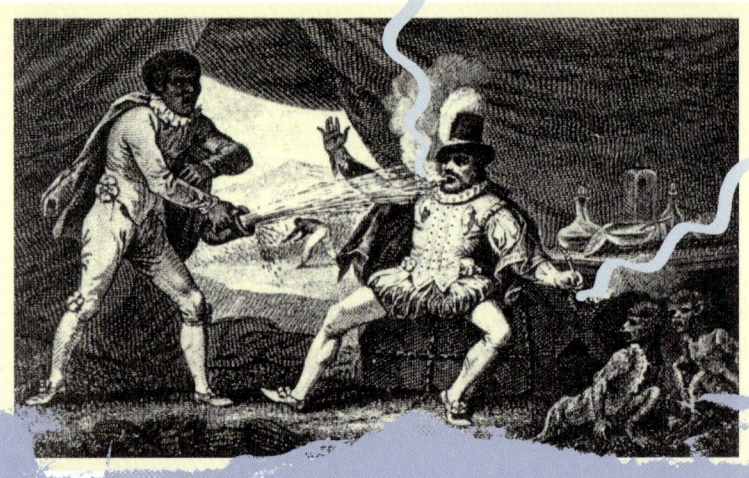

VOM HEILIGEN KRAUT ZUM QUALMSTÄNGEL

Der blaue Dunst war den Maya heilig. Ihre Priester nutzten die benebelnde Wirkung des Tabaks, um mit den Göttern zu plaudern. Christoph Kolumbus sah 1492, wie die Indios Kräuter in ein Blatt wickelten und rauchten. Er brachte die stinkenden Qualmstängel in die Alte Welt.

Rauchen war jedoch verboten: Der russische Zar verbannte Raucher ins kalte Sibirien; der türkische Sultan Marad der Grausame ließ im 17. Jahrhundert jeden, der mit Zigaretten ertappt wurde, aufhängen; und auch in Deutschland war das Rauchen in der Öffentlichkeit bis 1848 verboten.

künstliche Veredelungszusätze wie Weichmacher, Aromastoffe und Feuchtigkeitsbinder. Diese Mittel, die auch in leichten Zigaretten in voller Stärke enthalten sind, sind äußerst Krebs erregend: In der Lunge und entlang der gesamten „Rauchstraße" von der Mundhöhle über den Kehlkopf bis zur Luftröhre, aber auch in der Speiseröhre, in den Nieren, in Blase und Magen kann Krebs entstehen. Außerdem: Die Blutbahnen verengen sich, es kommt zu Durchblutungsstörungen im Gehirn und im Herzen. Das Risiko, einen Herzinfarkt zu erleiden, ist deshalb für einen Raucher über 45 Jahre etwa 15-mal so hoch wie für einen Nichtraucher. Die Verengung der Gefäße in den Gliedmaßen kann zum so genannten Raucherbein führen, wenn es nicht mehr richtig durchblutet wird.

Zigaretten gefährden zwangsläufig auch nicht rauchende Mitmenschen. Wer am Arbeitsplatz oder zu Hause unfreiwillig mitraucht, leidet nicht nur unter der verpesteten Luft, sondern atmet mit dem von der Zigarette aufsteigenden Qualm mehr Schadstoffe ein als der Raucher selbst. Amerikanische Wissenschaftler fanden beispielsweise heraus, dass bei Passivrauchern das Risiko, einem Herzleiden zu erliegen, um bis zu 91 Prozent steigt.

Mit RISIKEN und NEBENWIRKUNGEN

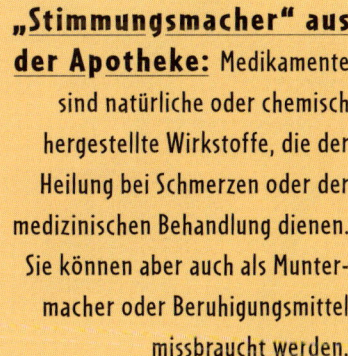

Tabletten scheinen fast alle Beschwerden wie auf Knopfdruck zu beseitigen. Wer lernt, wie rasch und bequem Pillen fit machen, beruhigen oder Schmerzen betäuben, gewöhnt sich schnell an den Gang zum Arzneischrank. Für die Arzneimittelindustrie lohnt es sich, wenn die Patienten weiterhin an eine Wunderheilung durch Pillen glauben. Auf großen Anzeigen preist sie die „gute Verträglichkeit" ihrer Tabletten, als wären es harmlose Drops. Dabei enthalten Stärkungssäfte für die Nerven, die es in jeder Drogerie gibt, mehr Alkohol als jeder Schnaps, und selbst einfache Schmerzmittel haben Nebenwirkungen. Aber Schlafmittel, Beruhigungstabletten und Aufputschpillen, sogar rezeptfreie Hustensäfte und Kopfwehtabletten können bei längerer Einnahme seelisch und körperlich abhängig machen. Aufputschmittel und Schlafmittel können bei längerer Einnahme Angstzustände oder plötzliche Niedergeschlagenheit auslösen. Beruhigungsmittel regen manche Menschen sogar an und verringern seelische Spannungen. Zusammen mit Alkohol oder Aufputschmitteln wirken sie wie Rauschdrogen.

> **„Stimmungsmacher" aus der Apotheke:** Medikamente sind natürliche oder chemisch hergestellte Wirkstoffe, die der Heilung bei Schmerzen oder der medizinischen Behandlung dienen. Sie können aber auch als Muntermacher oder Beruhigungsmittel missbraucht werden.

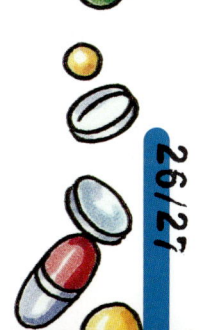

Nicht selten gerät man in einen gefährlichen Kreislauf: Um nachts zur Ruhe zu kommen, schluckt man ein Schlafmittel, für die Schule oder am Arbeitsplatz muss ein Aufputschmittel her und gegen die Nervosität ein Beruhigungsmittel. Schließlich wird das Leben zur Achterbahn: Man ist zugleich wach, benommen, nervös und niedergeschlagen.

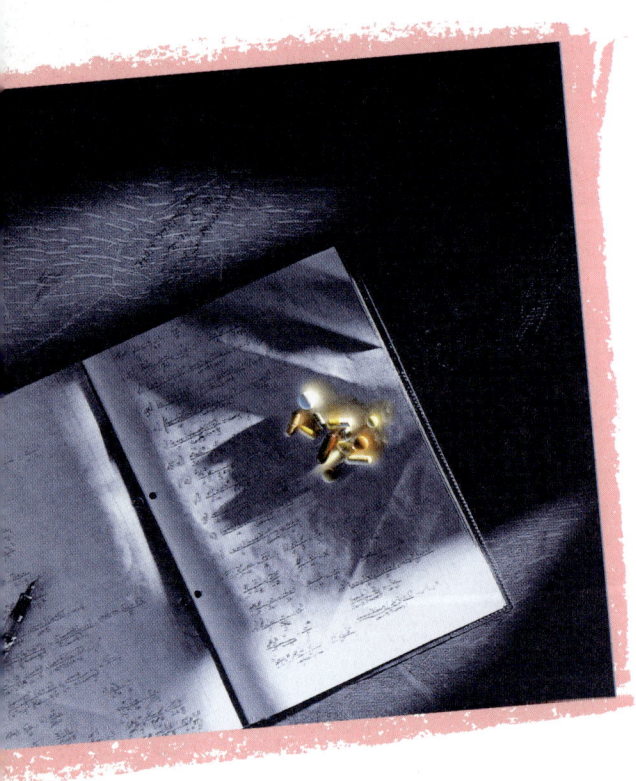

Schlafmittel (Barbiturate) wirken beruhigend und schlaffördernd, machen aber körperlich und seelisch abhängig. Nach längerem Gebrauch wirken sie anregend, auf Dauer wird man teilnahmslos durch sie.

Beruhigungsmittel (Tranquilizer) wirken angst- und spannungslösend. Sie machen stark abhängig und sind die Spitzenreiter unter den missbräuchlich benutzten Medikamenten. Probleme werden anfangs durch eine „rosarote Brille" gesehen, auf Dauer wird man gleichgültig und unkonzentriert.

Schmerzmittel wirken schmerzbetäubend und angenehm anregend. Auf Dauer kann es zu Organschäden und Bewusstseinstrübung kommen.

Weck- und Aufputschmittel (Weckamine, Amphetamine) wirken leistungssteigernd, anregend und schmerzstillend. Sie hemmen den Appetit und werden deshalb auch als Schlankmacher genommen. Sehr hohes seelisches Abhängigkeitsrisiko. Auf Dauer Wahnvorstellungen, ziellose Aktivität, Niedergeschlagenheit und Angst.

Sonstige Mittel wie kodeinhaltige Hustensäfte, Appetitzügler, Abführmittel: sind gefährlich, weil dem eigentlichen Wirkstoff süchtig machende Substanzen beigemischt sind. Der längere Gebrauch kann zu Gesundheitsschäden führen.

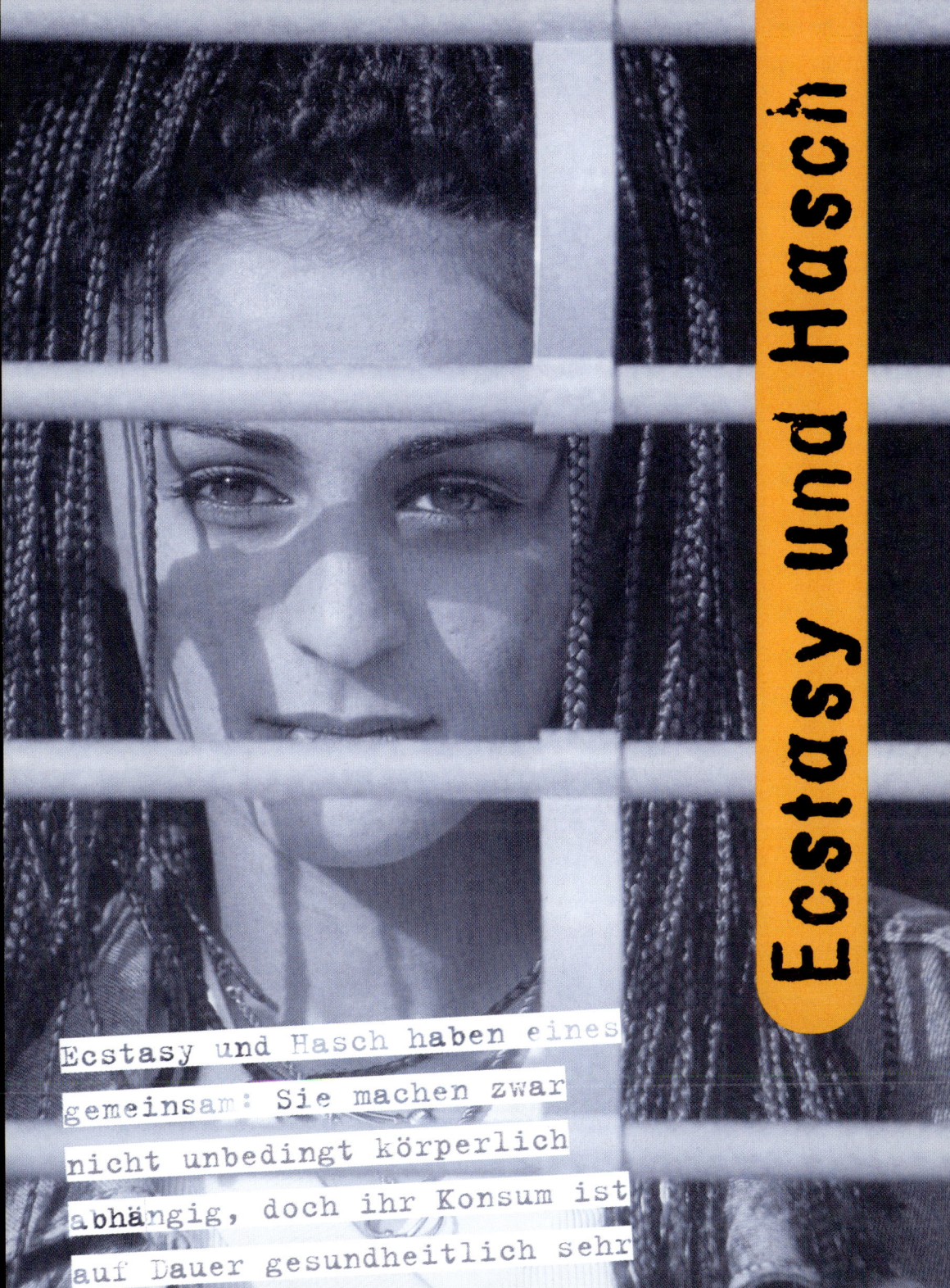

Ecstasy und Hasch

Ecstasy und Hasch haben eines gemeinsam: Sie machen zwar nicht unbedingt körperlich abhängig, doch ihr Konsum ist auf Dauer gesundheitlich sehr riskant.

FRAGWÜRDIGE STIMMUNGSMACHER

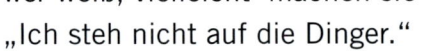

Wie ein harter Puls treibt der schnelle Beat die tanzende Menge im T-Werk an, grelle Blitze zucken durch die große Halle des Techno-Klubs. Katrin bewegt sich ausgelassen im Rhythmus der Musik. Sie wirkt entspannt und glücklich. Gesicht und Arme sind schweißnass. Arne hat die schüchterne Katrin noch nie so erlebt.

Katrin merkt, dass sie beobachtet wird.

„Keinen Bock zu tanzen?"

„Ich bin heute nicht in Stimmung."

„Ich weiß, was dir fehlt", lacht Katrin.

Arne kann sich denken, was sie meint: Ecstasy, kleine Pillen, die einen in Stimmung bringen. Bislang hat er sie gemieden, weil ihm die chemischen Glücksbringer nicht ganz geheuer sind. Er hält sie für unberechenbar, und wer weiß, vielleicht machen sie doch süchtig?

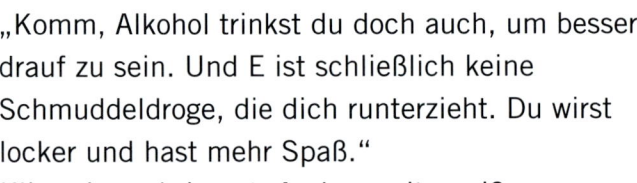

„Ich steh nicht auf die Dinger."

„Komm, Alkohol trinkst du doch auch, um besser drauf zu sein. Und E ist schließlich keine Schmuddeldroge, die dich runterzieht. Du wirst locker und hast mehr Spaß."

Klingt irgendwie gut. Andererseits weiß niemand, was da eigentlich drin ist in den bunten Pillen. Aber einmal schadet ja nicht.

Zehn Minuten später kribbelt es im Kopf, die Hände schwitzen und die Beine zucken unruhig.

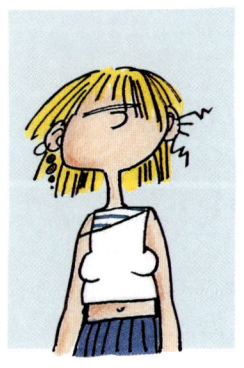

Wellenartig durchflutet ihn ein angenehmes Glücksgefühl, die Musik wird intensiver, die Farben verstärken sich. Wie elektrisiert springt Arne auf die Tanzfläche und stampft im Takt. Erst Stunden später, als der DJ den letzten Hit auflegt, taucht er abrupt aus seinem entrückten Zustand wieder auf.

Mit einem Schlag ist er ausgelaugt und niedergeschlagen. Der Kopf dröhnt, die Glieder sind bleischwer. Katrin scheint es ähnlich zu gehen. Sie wirkt nicht mehr fröhlich, sondern erschöpft und traurig.

„Das ist immer so, wenn die Wirkung nachlässt", meint sie. „Ohne den Kick ist die Welt eben voll fad."

Grenzen
ausprobieren

Manchmal packt einen schon der Frust, wenn der ewige Alltagstrott in der Schule oder bei der Arbeit auf die Nerven geht. Doch wer aus dem Alltag ausbrechen will, kann genug spannende Dinge erleben. Nicht nur mit Extremsportarten wie Drachenfliegen, Hardcorescaten, Freiklettern oder Bungeespringen. Seine Grenzen ausprobieren und den Horizont erweitern kann man auch durch Yoga, Meditation, Tanz, Kampfsport oder Mountainbiking.

ECSTASY, die PARTYDROGE

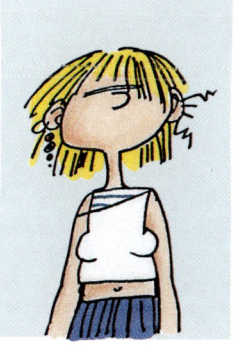

Ecstasy bedeutet Verzückung, Ekstase und höchste Begeisterung. Mit Ecstasy, auch XTC, Adam oder einfach nur E genannt, bezeichnet man auch jene leistungssteigernden Kapseln oder Tabletten, die als Partydroge Nummer eins gelten. Sie helfen nicht nur, nächtelange Tanzorgien physisch durchzustehen. Die bunten Pillen machen scheinbar auch selbstbewusster und kontaktfreudiger, man ist aufgekratzt und vergisst vorübergehend seine Hemmungen.

Farben und Töne werden stärker wahrgenommen, die Müdigkeit verfliegt, Hunger und Durst spielen keine Rolle mehr.

Aber auch das kann mit Ecstasy passieren: Wer schlecht drauf, ängstlich, traurig oder verspannt ist, erlebt statt der erhofften Glücksgefühle nichts als Albträume und Horrorvisionen. Es gibt auch einen XTC-Kater. Lässt die Wirkung der bunten Pillen nach, bricht der Alltag umso schlimmer ins Bewusstsein.

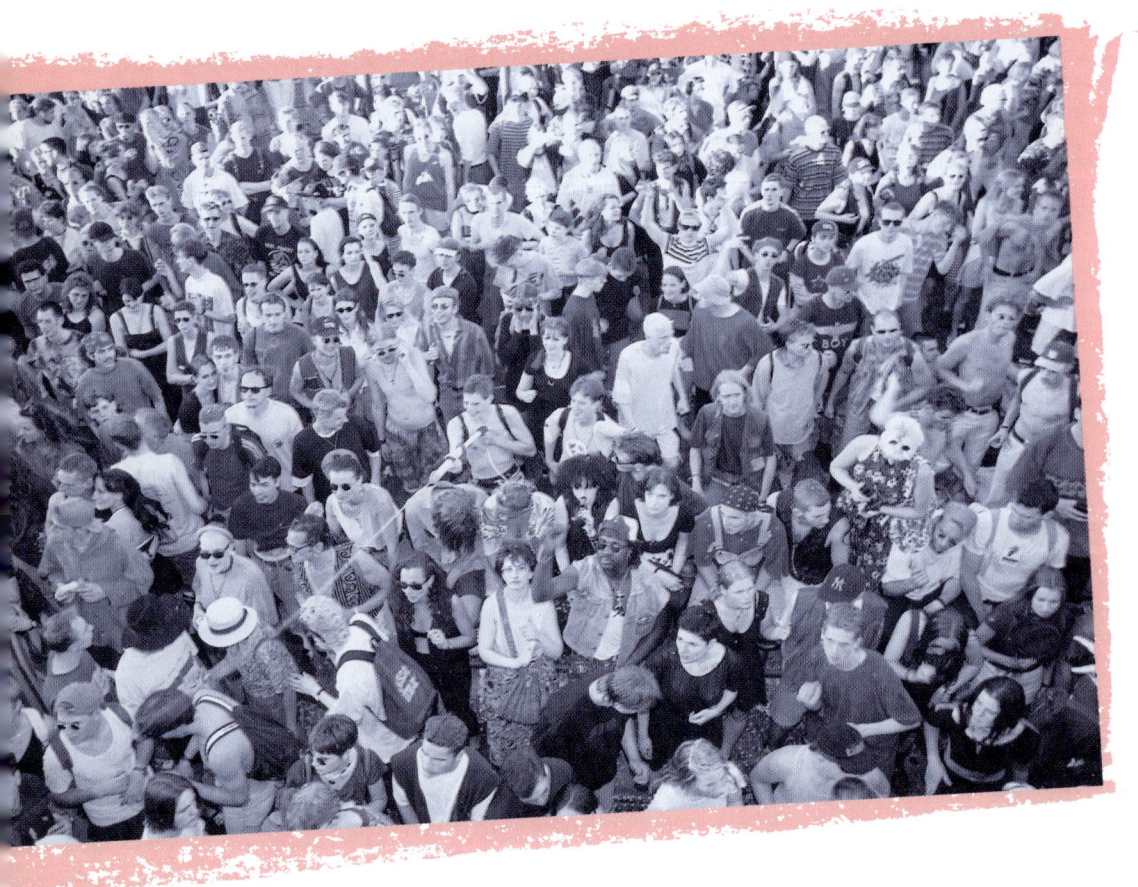

Ecstasy wurde schon 1914 von der deutschen Pharmafirma Merck in Darmstadt als Appetitzügler entwickelt. Allerdings durfte es damals wegen seiner seltsamen Nebenwirkungen nicht auf den Markt gebracht werden. Die Versuchspersonen wurden euphorisch und ausgelassen. Sobald jedoch die Wirkung des Mittels wieder nachließ, fühlten sie sich stärker erschöpft und verspannt als vor der Einnahme des Appetitzüglers. In den sechziger Jahren entdeckten Psychiater das vergessene Medikament neu. Ihre Patienten verloren in den Therapien schneller ihre Hemmungen und berichteten freimütig von ihren Problemen. Mit der Begeisterung für Techno- und House-Partys kamen die Pillen als „ideale" Stimmungsdroge schließlich Ende der achtziger Jahre über England nach Europa. Seit 1986 fällt Ecstasy in Deutschland unter das Betäubungsmittelgesetz. Herstellung und Verkauf dieser bunten Pillen sind damit strafbar.

Niemand weiß, wo der TRIP endet

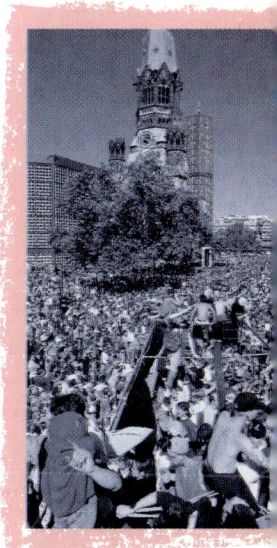

Wer Ecstasy nimmt, sollte die Risiken dieser „Spaßdroge" kennen. Da der Stoff die Warnsignale des Körpers ausschaltet, nehmen aufgeputschte Dauertänzer Durst und Erschöpfung nicht wahr. In der heißen und schlechten Disko-Luft trocknen die Raver durch die körperliche Höchstleistung aus, sodass selbst völlig gesunde Jugendliche mit einem tödlichen Kreislaufkollaps oder Hitzschlag rechnen müssen. Riskant sind die Pillen aber auch, weil weder Dealer noch Käufer wissen, was in ihnen steckt. Geübte E-User behaupten zwar, gute Ware an ihrer Konsistenz und dem eingepressten Muster zu erkennen. Doch jeder Drogenkoch kann dieses Gütesiegel fälschen.

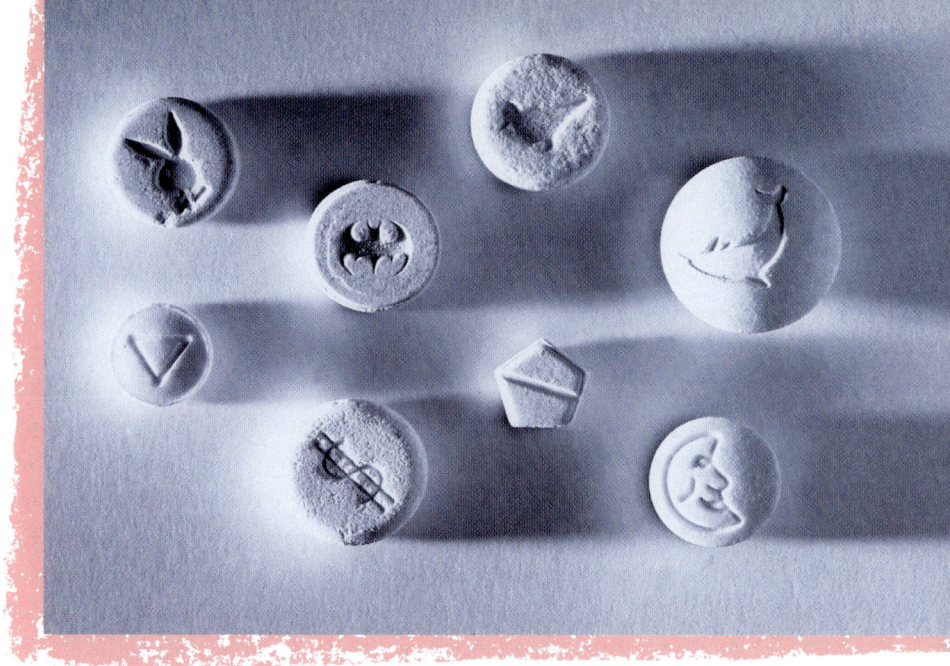

Nicht immer bestehen die Kapseln dann aus harmlosen Pülverchen.

Bisher ist wenig über langfristige gesundheitliche Schäden durch Ecstasy bekannt. Das liegt vor allem daran, dass es diese Modedroge noch nicht lange gibt. Allerdings häufen sich Erkrankungen bei den Konsumenten. Neueste Untersuchungen lassen vermuten, dass die chemischen Substanzen auf Dauer Gehirn und Organe angreifen.

DESIGNER

Designerdrogen werden aus Chemikalien „designed" (engl.: entworfen) und als Pulver, Kapseln oder Tabletten verkauft. Auch Ecstasy ist eine Designerdroge und besteht vor allem aus der Grundsubstanz MDMA (3,4-Methylendioxy-N-Methylamphetamin). Jeder Hobby-Chemiker kann die Grundstoffe ganz legal einkaufen und im illegalen Heimlabor zusammenrühren.

DROGEN

Harmloses Kraut CANNABIS ?

„Ein Joint ist nicht so gefährlich wie Alkohol", behauptet so mancher Haschischraucher, sich und anderen zur Beruhigung. Nichts könnte demnach besser sein, als die Bierflasche mit dieser Droge zu vertauschen. Doch kein Rauschmittel ist so umstritten wie Haschisch oder Marihuana. Die einen wollen es legalisieren, das heißt sogar den Handel damit erlauben, die anderen verteufeln es als Einstiegsdroge und heimtückisches Gift. Beide Drogen werden aus der indischen Hanfpflanze Cannabis sativa gewonnen. Das Wort Cannabis stammt aus dem Arabischen und bedeutet „Kraut der Fakire". Mit Marihuana bezeichnet man ein tabakartiges Gemisch aus den getrockneten, zerriebenen Blättern und Blüten der Hanfstaude. Es wird als „Gras" oder „pot" geraucht oder gegessen.

Das stärker wirkende Haschisch ist das Harz aus den winzigen Drüsen der Pflanzenblätter. Es wird abgeschabt und zu Platten oder Klumpen gepresst. Auf der Straße kauft man davon immer nur kleinere Stücke „Shit", die wie unförmige Brühwürfel aussehen.

Grob lassen sich beim Haschisch die milderen Geschmacksrichtungen „Grüner Türke" und „Roter Libanese" unterscheiden sowie die kräftigeren „Schwarzer Afghane" und „Dunkelbrauner Pakistani". Alle Sorten riechen eigentümlich nach einer würzigen Tee-, Heu- und Gewürzmischung. Haschischraucher erhitzen kleine Krümel über einer Kerze und vermengen sie mit Tabak. Die Mischung wird zum Joint gedreht oder in der Pfeife geraucht, kann aber auch als

„Als ich das erste Mal Haschisch rauchte, sah ich auf einmal schreckliche Bilder. Ich hatte große Angst und schrie um Hilfe. Meine Freunde hatten große Probleme mich zu beruhigen."

CHRISTIAN, 16 JAHRE

Das DROGEN-QUIZ

1. **Was sind alkoholische Getränke?**

A   Genussmittel
B   Lebensmittel
C   Suchtmittel
D   Heilmittel

A Richtig, B Falsch, C Richtig, D Falsch

Alkoholische Getränke sind in erster Linie als Genussmittel gedacht. Durch den Missbrauch können sie aber auch zum Suchtmittel werden. Auf keinen Fall ist Alkohol ein Lebensmittel oder ein Heilmittel.

2. **Wie wirkt Alkohol?**

A   Alkohol ist ein Zellgift.
B   Alkohol macht locker.

A Richtig, B Falsch

Alkohol zerstört die Körperzellen. Häufiger Alkoholkonsum führt deshalb vor allem im Gehirn zu bleibenden Schäden. In geringen Mengen genossen enthemmt Alkohol zwar, doch er betäubt und macht jeden betrunken, der mehrere Glas davon trinkt.

3. **Wann soll und darf man Medikamente einnehmen?**

A   Wenn man durchhängt und eine Aufmunterung braucht.
B   Wenn man krank ist.
C   Wenn man sich schlapp und müde fühlt.

A Falsch, B Richtig, C Falsch

Medikamente sollte nur jemand nehmen, der wirklich krank ist und dem sie vom Arzt verordnet wurden. Wichtig ist immer, zuerst nach den Ursachen für eine Müdigkeit, Abgespanntheit oder Unruhe zu suchen.

4. **Ecstasy wird häufig als Glückspille bezeichnet.**

A   Ecstasy kann Angst und Wahnvorstellungen auslösen.
B   Ecstasy schädigt auf Dauer das Nervensystem.
C   Ecstasy ist als Aufputschmittel und Stimmungsmacher harmlos.
D   Ecstasy ist oft ein unbekannter Chemie-Cocktail.

A Richtig, B Richtig, C Falsch, D Richtig

Ecstasy wirkt auf das Nervensystem und kann daher auch unkontrollierbare Reaktionen hervorrufen. Neuere Untersuchungen zeigen, dass diese Beeinflussung des Gehirns auf Dauer schwerwiegende Folgen hat. Kein Konsument kann sicher sein, dass die chemische Mischung der Droge in Ordnung ist.

5. **Was kann man tun, um sich vor Drogenmissbrauch zu schützen?**

A   Nie mit Drogen in Berührung kommen.

B   Selber seine Freizeit aktiv gestalten.

C   Am besten mit niemandem über seine Probleme reden.

A Falsch, B Richtig, C Falsch

Es wird niemandem gelingen, Drogen ganz aus dem Weg zu gehen. Nicht nur Alkohol und Zigaretten sind im Alltag ständig anzutreffen, sondern auch Ecstasy und Haschisch. Wer trotzdem nicht in Versuchung geraten will, nimmt am besten sein Leben selbst in die Hand und entscheidet allein, was wirklich gut für ihn ist.

6. **Ist Haschisch harmlos?**

A   Aus Haschisch können sogar nützliche Dinge wie Papier oder Bremsbeläge hergestellt werden.

B   Haschisch ist ein Heilmittel.

C   Die Langzeitwirkung von Haschisch ist bislang noch nicht klar.

A Falsch, B Richtig, C Falsch

Aus Hanffaser, nicht aus Haschisch, können Papier und andere Dinge hergestellt werden. Allerdings handelt es sich dabei um eine Pflanze mit geringen Mengen des Rauschstoffes THC. Haschisch kann als Beruhigungs- und Schmerzmittel verwendet werden. Medizinische Untersuchungen legen jedoch nahe, dass das Kraut auf Dauer für Denkstörungen und Konzentrationsschwäche sorgt.

7. **Drogen**

A   Drogen sorgen nur auf chemischem Weg für den Kick im Gehirn.

B   Drogen betäuben Sorgen und machen deshalb abhängig.

C   Nur schwache Menschen werden süchtig.

A Falsch, B Richtig, C Falsch

Drogen wie Alkohol und Heroin wirken zwar auf das Gehirn und lösen ein Glücksgefühl aus. Doch viele Menschen versuchen vor allem, mit dem Suchtmittel vor ihren Problemen zu fliehen, und werden so abhängig. Deshalb gibt es auch Spiel- und Arbeitssüchtige, die mit einer überintensiven Beschäftigung ihre Sorgen betäuben müssen. Jeder kann mal in einer besonders ungünstigen Lebenssituation in die Versuchung geraten, seinen Schwierigkeiten mithilfe von Alkohol oder anderen Drogen aus dem Weg gehen zu wollen.

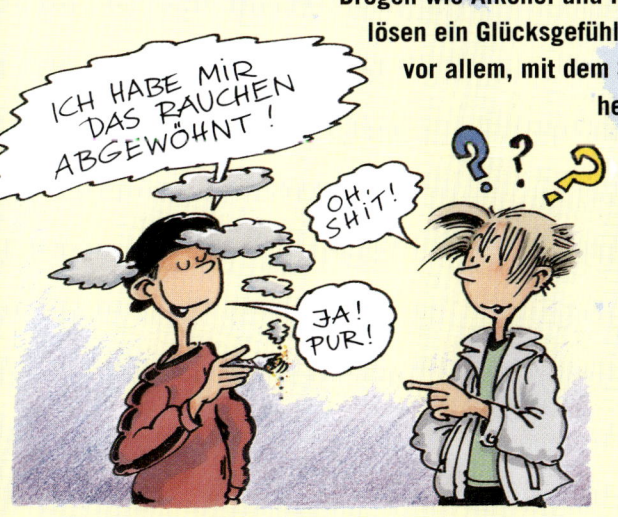

Zutat in Getränken oder Haschkeksen verwendet werden. Aus dem Harz wird auch ein dunkelgrünes bis schwarzes Öl gewonnen. Davon wird eine hoch konzentrierte Lösung, die zehnmal stärker als normales Haschisch ist, auf die Zigarette getropft.

Eine Drogenpflanze macht sich nützlich

Neben Flachs ist Hanf die älteste Kulturpflanze der Welt. Seine Fasern dienten als Rohstoff für mehr als 50 000 Produkte wie Segel, Papier, Lampenöl, Seile und Farben. Levi Strauss nähte die ersten Jeans aus Hanfstoff, und 1941 baute der amerikanische Konstrukteur Henry Ford sogar ein Auto aus Hanf, das mit Hanföl angetrieben wurde. Auch in Europa wurde die vielseitige Nutzpflanze angebaut, bevor sie durch Kunstfasern und Baumwolle verdrängt oder wie in Deutschland 1971 verboten wurde. Hanf wird kaum von Schädlingen befallen und kommt mit wenig Dünger aus.

Wegen des einfachen und umweltschonenden Anbaus darf

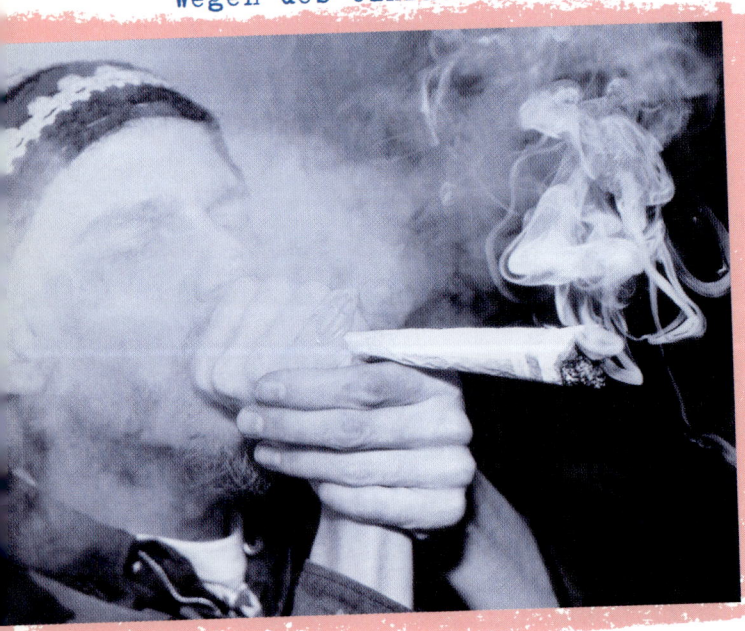

er heute auch bei uns wieder auf den Äckern wachsen. Aus seinen Fasern soll Papier werden, und Autohersteller wollen damit den Kunststoff im Fahrzeuginnern ersetzen. Die Hanfsorte enthält nur einen winzigen Bruchteil des berauschenden Harzes THC.

Steckbrief zweier Stimmungsmacher

DIE LEISTUNGSDROGE	Gesucht wird	DIE ENTSPANNUNGSDROGE
Ecstasy	-Name-	Cannabis
Synthetische Herstellung aus chemischen Substanzen	-Herstellung-	Herstellung aus der Hanfpflanze
Leistungssteigerung, Euphorie, Glücksgefühl, verdrängt Müdigkeit, Ängste und Hemmungen	-Wirkung-	Intensive Sinneswahrnehmung, Halluzinationen, Raum- und Zeitgefühl ändert sich, Redebedürftigkeit
Verfolgungswahn, Angstzustände, körperliche Überforderung, Unruhe, Kontrollverlust	-Gefahren-	Sinnestäuschungen, Angst- und Panikzustände, Realitätsbewusstsein getrübt
Keine körperliche, aber häufig seelische Abhängigkeit. Gehirnschäden und dadurch Psychosen, Nierenversagen, Herzrhythmusstörungen, Leberschäden	-Langzeit-folgen-	Keine körperliche, aber häufig seelische Abhängigkeit. Konzentrationsfähigkeit nimmt ab, Depressionen, Antriebs- und Interesselosigkeit
Ekstase und Euphorie	-Ziel-	Selbsterfahrung und Entspannung

Kichern oder PANIK

THC wirkt direkt auf das Gehirn, grundlose Lachanfälle und albernes Kichern sind die Folge. Es kann auch zu Sinnestäuschungen kommen, die sich als wunderschöne Trips in farbige Traumwelten äußern. Oder als schreckliche Panikanfälle und Horrorvisionen.

Fast immer verändert sich die Persönlichkeit des Cannabisrauchers durch diese künstliche Erregung des Gehirns. Er wird antriebsarm und gleichgültig gegenüber der Umwelt, es kommt zur Konzentrationsschwäche. Aus Tierversuchen weiß man zudem, dass die Droge Gehirnzellen zerstört und stärker als Zigaretten die Lunge belastet.

THC wird sehr lange im Körper des Menschen gespeichert. Während ein Alkoholrausch nach einem Tag verflogen ist, können Haschischraucher noch Tage nach ihrem letzten Trip unerwartet in einen rauschähnlichen Zustand fallen.

Allein das starke Verlangen nach einer Flucht in Traumwelten kann auch ohne körperliche Abhängigkeit zum Dauerkonsum von Haschisch verführen. Fast alle Gras- und Shiteinsteiger haben bereits ihre ersten Rauscherfahrungen mit Bier und Zigaretten hinter sich, bevor sie zum ersten Joint greifen. Cannabis gilt also zu Unrecht als Einstiegsdroge. Doch es erleichtert den Übergang zu härteren Drogen, weil man meinen könnte, diese seien in ihrer verheerenden Wirkung wohl auch nicht viel schlimmer als Hanfkraut.

Bewusstseinserweiterung: Bislang unzugängliche Bereiche des Bewusstseins werden erschlossen. Dies können verdrängte Erlebnisse wie auch heimliche Träume und Wünsche sein. Bewusstseinserweiterung lässt sich durch Drogen, aber auch durch Fasten, Meditation, Yoga, Tanz oder Sport erreichen.

Halluzination: Sinnestäuschung wie Wahrnehmung intensiver Farben und Klänge, verzerrter Formen, aber auch erfundener Traumbilder.

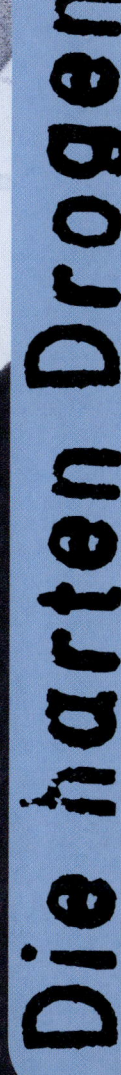

Die harten Drogen

„High sein – frei sein."
Nach diesem Motto nehmen
die meisten zum ersten Mal
Rauschgift. Doch aus dem
ersehnten Wohlbefinden wird
vielleicht tödlicher Ernst.

RAUM

Der STOFF aus dem ALBTRÄUME werden

„Hey, kennst du mich nicht mehr?"

Arne wäre an dem Typ mit den tief liegenden Augen und den abgewetzten Kleidern fast vorbeigelaufen. Als er genauer hinschaut, dämmert es ihm. „Mensch, Ekke! Bist du's wirklich?"

„Klar, Mann."

So klar findet das Arne nicht. Die hagere Gestalt ähnelt nur wenig dem sportlichen und kräftigen Ekke, der bis vor einem Jahr noch in eine der oberen Klassen an seiner Schule ging. Dann waren Ekke und zwei seiner Freunde plötzlich verschwunden. Drogengeschichten, hatte der Klassenlehrer nur verraten.

„Du hast ja damals einen schnellen Abgang von der Schule gemacht", sagt Arne. „Keiner wusste richtig, was los war."

„Die Polizei hat mich mit Stoff erwischt. Und als die in der Schule davon Wind bekamen, haben sie mich sofort gefeuert."

„Wie kam es denn überhaupt dazu?" Arne ist jetzt neugierig geworden.

„Ich wollte wissen, was da so Besonderes dran ist. Die anderen erzählten immer, wie super Haschisch ist. Und beim zweiten oder dritten Joint wurde mir auch richtig leicht und warm.

Irgendwann brachte Ole Heroin mit und meinte, dagegen sei Haschisch Kinderkram. Und natürlich dachten wir, dass wir nicht so blöd wie die kaputten Drogies wären. Wir glaubten, alles unter Kontrolle zu haben und wegen dem einen Mal nicht abhängig zu werden."

„Und dann?"

> Ich war naiv wie alle Drogies. Wir sind wie kleine Kinder auf der Suche nach dem Paradies.
> MANFRED, 24 JAHRE, DROGENABHÄNGIG

„Erst war es wie der Abflug in eine wunderschöne Traumwelt. Hey, der ganze Stress mit der Schule und mit zu Hause war mit einem Schlag weg. Aber dann hatte uns der Stoff eben doch im Griff. Is' auf Dauer nichts mit Kontrolle, und irgendwann verabschiedet sich auch das gute Feeling."

„Und warum nimmst du das Zeug jetzt immer noch?"

„Mann, weil ich die Schmerzen und den Horror sonst nicht aushalten könnte."

Nichts ist so UNBERECHENBAR wie ein OPIAT

Heroin macht in hohem Maße körperlich abhängig und peinigt den Fixer mit schmerzhaften Entzugserscheinungen. Von Kokain wiederum wird man ausschließlich seelisch abhängig. Es ist deshalb nicht harmloser als physisch abhängig machende Drogen, denn die seelische Abhängigkeit ist das eigentliche Problem der Sucht.

Harte Drogen verändern und verzerren die Wahrnehmung, auch wenn sie zunächst angenehme Träume und Halluzinationen bewirken mögen. Doch da die Rauschstoffe direkt im Gehirn wirken, richten sie dort bleibende Schäden an. Opium, eines der ältesten Rauschmittel, war bereits im Altertum bekannt. Allerdings diente „opos", der Saft, den Griechen wie auch den Ägyptern und Arabern in erster Linie als Arznei zur Schmerzbetäubung und als Schlafmittel.

WIRKUNGEN UND GEFAHREN

Drogenstoff	Opiate		
Rauschmittel	**Opium**	**Morphium**	**Heroin**
Gewinnung	Getrockneter Saft aus der Kapsel des Schlafmohns	Weißes Pulver aus der Opiummasse	Pulver in verschiedenen Reinheitsformen aus Opium
Einnahme	Geraucht	Gespritzt oder eingenommen	Geschnupft, gespritzt, geraucht
Wirkung	Stark betäubend, wohliger Dämmerzustand	Beruhigend, Empfindungslosigkeit, später Unruhe, Euphorie	Intensives, kurzes Glücksgefühl
Gefahren	Übelkeit	Atemlähmung, Herzversagen, Schlaf- und Bewusstlosigkeit	Gefahr der Überdosierung, Atemlähmung, Risiken durch verunreinigten Stoff
Langzeitfolgen	Antriebsschwäche	Hirn- und Leberschäden	Aggressivität, Wahnideen, Infektionen, Magenprobleme
Suchtwirkung	Körperliche und seelische Abhängigkeit	Schmerzhafte Entzugserscheinungen mit Krämpfen, seelische Abhängigkeit	Schnell starke Abhängigkeit von immer größeren Mengen
Besonderheiten		Starkes Schmerzmittel in der Medizin	Angenehme Wirkung der teuren Droge lässt nach, Kampf gegen schmerzhafte Entzugserscheinungen beherrschen den Süchtigen

RAUSCHMITTEL

Halluzinogene	Amphetamine	Koka	
LSD	**Speed**	**Kokain**	**Crack** und **Freebase**
Chemisch hergestellte Droge aus dem Mutterkorn	Hergestellt aus chemischen Grundstoffen (wie Designerdrogen)	Weißes Pulver aus den Blättern des Kokastrauchs	Chemisch veränderte Form des Morphiums
Als Tabletten oder aufgelöst geschluckt	Meistens als Dragee, Kapsel oder Tablette	Geschnupft, gespritzt, geschluckt	Geraucht oder inhaliert
Starke Halluzinationen bei kleinsten Dosen, Verlust von Zeit- und Raumgefühl, Euphorie	Aufputschend, Wahnvorstellungen, leistungssteigernd	Aufputschend, Halluzinationen, betäubt Hemmungen	Starke Euphorie mit kurzer Wirkung
Schwindel, Bewegungsstörungen, Panik, Verfolgungswahn, Selbstüberschätzung	Schlaflosigkeit, Wahnvorstellungen, unkalkulierbarer Rauschzustand, Unreinheit des Stoffs	Depressionen, Ruhelosigkeit, Atemstörungen, Kurzschlusshandlungen	Wie Kokain, nur wesentlich stärker
Geisteskrankheiten, Denkstörungen, Angstzustände	Verfolgungsangst, starker Juckreiz unter der Haut, Abwehrkräfte schwinden, Wirklichkeitsverlust	Verfolgungswahn, Halluzinationen, körperlicher Verfall, geistige Verwirrung, vom Sniefen bilden sich Geschwüre	Lungenschäden, Gehirnschäden, Verfolgungswahn, Angstzustände, führt zu Gewalttätigkeiten
Seelische Abhängigkeit	Seelische Abhängigkeit	Starke seelische Abhängigkeit, mit der Zeit muss die Dosis erhöht werden	Äußerst starke seelische Abhängigkeit
Noch Wochen nach dem letzten Trip kann es zu einem rauschartigen Flash-back kommen, wirkt in winzigen Mengen		Eine der härtesten Drogen, gilt als Partydroge und Leistungsdroge	Crack ist als billige Droge vor allem in den USA verbreitet, Freebase wird in Europa zur Managerdroge
Meskalin, Psilocybin, Ololiuqui			

Auf dem Weg über die berüchtigten „Opiumhöhlen" in China eroberte sich der betäubende Saft im 19. Jahrhundert Europa. Arme Industriearbeiter bedienten sich dieser Droge, da sie billiger als Bier und Schnaps war, sowie zahlreiche Künstler, die damit ihre Fantasie anregen wollten. Der schmutzig weiße Saft des Opiums wird aus dem Schlafmohn gewonnen. Aus der Blüte bildet sich eine walnussgroße Kapsel, deren Wand mit Mohnsaft gefüllt ist. Die Frucht wird angeritzt, die austretende Pflanzenmilch trocknet in der Sonne zu einer klebrigen Masse und wird als Rohopium abgekratzt.

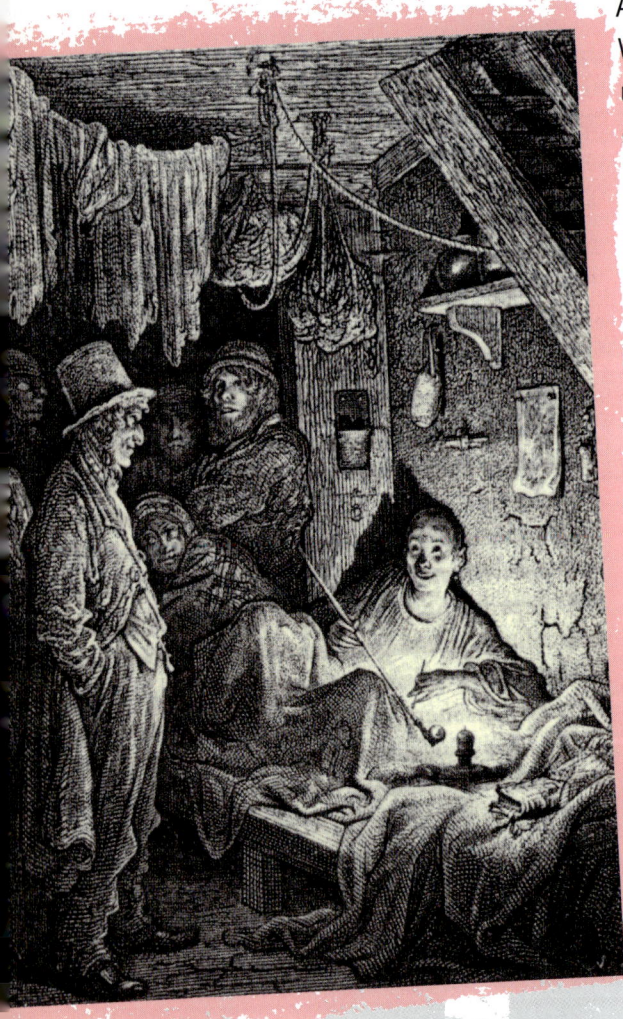

Aus dieser Grundsubstanz stellten Wissenschaftler bei uns schon um die Jahrhundertwende durch chemische Verfahren die Opiate, Heroin, Morphium und Kodein her. Diese Schmerz- und Betäubungsmittel sollten eigentlich ausschließlich Heilzwecken dienen. So entwickelte die deutsche Pharmafirma Bayer 1898 ein „vorzügliches Beruhigungsmittel" und gab ihm wegen seiner „heroischen", also Schmerzen und Angst betäubenden Wirkung den Namen Heroin. Aber bald wurde klar, dass diese neue Wunderarznei sogar krank macht. Tatsächlich löst kein Suchtmittel so heftige Träume aus wie dieses stärkste Opiat, keines ist so gefährlich und unberechenbar. Heroin wird in die Vene gespritzt und schlägt ein wie ein Blitz. Der Berauschte will in schönen Traumwelten schweben, kann aber unversehens in wüste Albträume abstürzen.

Wenn überhaupt, sind nur die ersten Heroinreisen wirklich angenehm. Schnell gewöhnt sich der Körper an den Stoff, und die Dosis muss ständig erhöht werden. Unausweichlich folgt der Kampf gegen die höllischen Entzugsschmerzen. Heute gehören die Opiumgifte Heroin, Morphium und

DROGENTRÄUME SIND WIE SEIFENBLASEN

Wann immer wir uns etwas Gutes tun, sorgt in unserem Kopf eine körpereigene Droge dafür, dass wir uns wohl fühlen. Dopamin heißt dieser Stoff, der die Signale zwischen den Nervenzellen weiterleitet und angenehme Empfindungen auslöst. Rauschgifte allerdings, auch Alkohol und Nikotin, regen die Nervenzellen grundlos zur Dopaminausschüttung an. Das Wohlbefinden scheint zwar zu wachsen, und durch das Schaltchaos im Hirn erlebt der Drogenkonsument Fantasiereisen oder sieht Wahnbilder. Doch die Drogenträume vergehen, und die Nervenzellen produzieren von sich aus immer weniger den Botenstoff Dopamin. Ohne die Hilfe der Suchtmittel empfindet der Mensch bald keine Freude mehr, er wird antriebslos und abhängig vom künstlichen Drogenkick.

Kodein in den deutschsprachigen Ländern zu den am weitesten verbreiteten Drogen. Doch während der harte Suchtstoff Heroin nicht einmal zu medizinischen Zwecken verwendet werden darf, wird Morphium weiterhin bei schweren Leiden unter strengster Aufsicht eines Arztes verabreicht. Kodein dagegen ist sogar in manchen Hustensäften enthalten, da es in geringen Dosen den Hustenreiz unterdrückt. Wegen ihrer süchtig machenden Wirkung sind diese Arzneien natürlich rezeptpflichtig.

Der Dämon LSD

1938 suchte der Laborleiter des Schweizer Pharmakonzerns Sandoz, Albert Hofmann, nach einem neuen Kopfschmerzmittel. Er experimentierte mit einem Grundstoff aus dem giftigen Mutterkorn-Pilz, der an feuchten Sommertagen das Getreide befällt. Dabei stellte er eine neue Verbindung her: Lysergsäurediäthylamid, das Sinnestäuschungen auslösende Halluzinogen LSD. Doch welche Kräfte in diesem unscheinbaren Pulver steckten, merkte er erst, als er fünf Jahre später durch Zufall selbst den Wirkstoff einnahm. Beim Reinigen seines Labors kam der Chemiker mit der Droge in Berührung und brachte sie versehentlich in den Mund. Kurz darauf wurde ihm schwindlig, er ging heim und berichtete später: „Ich versank in einen

DER SLANG DER DROGEN-SZENE

ACID (engl.: Säure) Bezeichnung für LSD

ACID HEAD jemand, der LSD nimmt

AN DER NADEL HÄNGEN süchtig sein

ANFIXEN jemanden mit Drogen bekannt machen

ANTÖRNEN sich berauschen

AUGEN AUF NULL DREHEN sterben

BEWUSSTSEINSERWEITERUNG Versuch, mit Drogen, aber auch durch Fasten, Meditation, Tanz oder Träume in normalerweise unzugängliche seelische Bereiche einzudringen

CLEAN (engl., sauber) Fixer nach dem Entzug

CONNECTION (engl., Verbindung) Rauschgifthändlerbande

DEALER (engl., Händler) Rauschgifthändler

DRÖHNEN Heroinwirkung

DRÜCKEN Rauschgift spritzen

FIXE Drogenspritze

FIXEN s. drücken

FLASH (engl., Blitz) schlagartige Rauschwirkung

FLASHBACK plötzlicher Rauschzustand ohne erneute Drogeneinnahme

GOLDENER SCHUSS tödliche Heroinspritze durch Überdosis

HALLUZINATION (lat. alucinor: faseln) Sinnestäuschung

HEAD SHOP Laden, der Zubehör für Drogenkonsum anbietet

HIGH (engl., hoch) Rauschzustand

HIT Portion Heroin

JOINT Cannabis-Zigarette

JUNK (engl., Abfall) harte Drogen

JUNKIE Drogensüchtiger

KICK starke, angenehme Rauschwirkung

KIFFEN (arab. Kif: Cannabis) Cannabis rauchen

KOKSEN Kokain schnupfen

NARKOTIKA (griech. narke: Lähmung) Drogen, die betäuben, einschläfern oder müde machen

NEEDLE PARK (engl., Nadelpark) Treffpunkt der Drogenszene

PUMPE Drogenspritze

PUSHER (engl., Stoßer) Drogenhändler

SCHIESSEN harte Drogen spritzen

SCHNEE Kokain

SCHNÜFFELN Lösungsmittel einatmen

SHIT (engl., Scheiße) Haschisch

SNIEFEN Heroin schnupfen

SPEED (engl., Geschwindigkeit) chemische Droge

STONED (engl., wie ein Stein) schwerer Zustand durch Haschisch

TRIP (engl., Reise) Drogenrausch, bei dem man eine Traumreise erlebt

TURKEY (engl., Truthahn) Entzugserscheinungen, nach der starken Gänsehaut benannt

USER (engl., Benutzer) Drogenkonsument

nicht unangenehmen rauschartigen Zustand, der sich durch eine äußerst angeregte Fantasie kennzeichnete. Ununterbrochen drangen fantastische Bilder von außerordentlicher Plastizität und mit intensivem kaleidoskopartigem Farbenspiel auf mich ein." LSD, das die Seele völlig durcheinander bringt und überschwängliche Freude oder tief sitzende Ängste wecken kann, wird in den verschiedensten Formen als Pille, Kapsel, Gelatine oder Flüssigkeit synthetisch hergestellt. Wegen der starken Wirkung auch kleinster Mengen ist die Gefahr besonders groß, dass schon durch einen Tropfen zu viel der Trip zur Höllenfahrt wird. Geradezu unheimlich ist der so genannte „Flashback": Wochen, sogar Monate nach einem LSD-Trip peinigen den Betroffenen plötzlich Panikanfälle und geistige Verwirrung.

Das Powermittel KOKAIN

Auch die Droge Kokain, die aus den Blättern des süd-amerikanischen Kokastrauches gewonnen wird, galt lange als harmloser und beliebter Muntermacher. Noch heute mischen die Indios in den Anden Perus und Boliviens getrocknete Kokablätter mit Kalk oder Asche und kauen die Masse, um so Hunger, Kälte und Erschöpfung zu vertreiben. 1860 isolierte der Chemiker Albert Niemann eine wahre Wundermedizin aus Koka. Ärzte in Europa verschrieben das weiße Pulver zuerst nur ihren antriebsschwachen Patienten. Schließlich wurde es als beliebter Muntermacher sogar zahlreichen Pastillen, Limonaden und Zigaretten zugesetzt. Auch Coca-Cola enthielt noch bis 1903 Kokain.

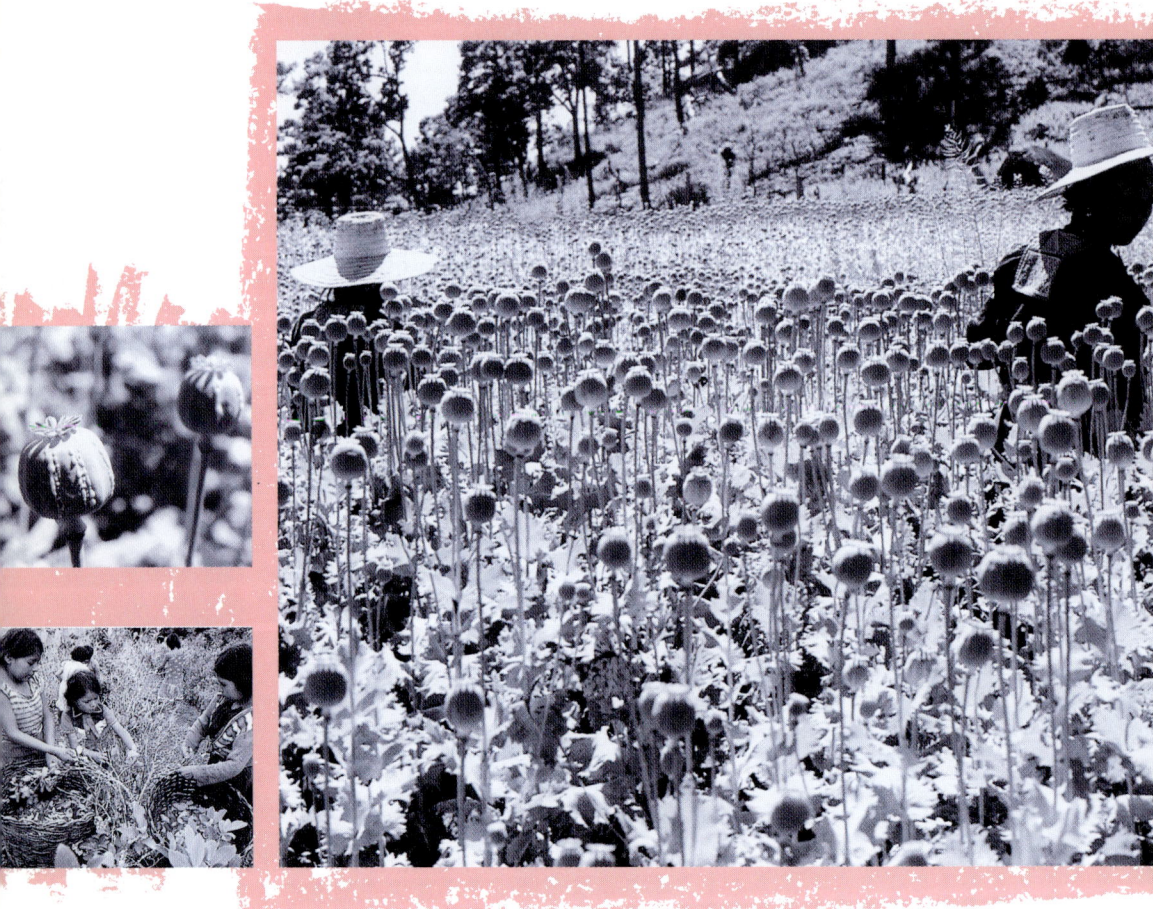

In Deutschland wurde das hochgiftige und unausweichlich abhängig machende Suchtmittel erst nach dem Ersten Weltkrieg verboten, was seine wachsende Verbreitung allerdings nicht verhinderte.

Kokain, auch Schnee oder Koks genannt, ist als stark aufputschende und leistungssteigernde Droge heute mehr denn je gefragt. Sie wird normalerweise geschnupft, manchmal auch gespritzt oder geraucht.

Der Weg ist das ZIEL

Misserfolge im Leben empfindet man leicht als Niederlagen und fühlt sich als Versager. Es bringt jedoch überhaupt nichts, sich deshalb hängen zu lassen oder andere für die vermeintliche Schlappe verantwortlich zu machen. Im Gegenteil: Allein der Versuch, etwas erreichen zu wollen, ist schon sehr viel wert.

Die Teufelsdrogen CRACK und FREEBASE

Mitte der achtziger Jahre entdeckten gerissene Drogenhändler, wie sie mit einer gestreckten und deshalb billigeren Koksform noch bessere Geschäfte machen konnten. Sie mischten Kokain mit Backpulver, sodass das Rauschgift nun geraucht werden konnte. Weil dabei ein knisterndes Geräusch entsteht, hieß die Mixtur bald „Crack" (amerik. to crackle: knistern).

Eine Crack-Pfeife sorgt für einen nur wenige Minuten anhaltenden, explosionsartigen Flash, während ein Koksrausch bis zu einer Stunde dauert. Crack, die gestreckte „Droge der Armen", ist stärker als jede andere Droge, und vor allem reagiert der Körper sehr schnell mit heftigen Entzugserscheinungen. Manche Drogenhändler verschenken den Stoff an Kinder und Jugendliche, um auf diese Weise neue

Kunden zu gewinnen. In den USA sind über 20 Millionen Menschen kokain- und crackabhängig, jeder fünfte Schüler der oberen Klassen hat schon einmal diese Drogen genommen. Bei uns ist Crack zum Glück bislang noch weniger gefragt.

Dafür kommt hierzulande eine Zwillingsschwester von Crack immer mehr in Mode, die ebenso brutal wirkt.

Freebase ist eine Mischung aus Lösungsmitteln und Kokain, die erhitzt und eingeatmet wird. Die Droge braucht nur wenige Sekunden, um explosionsartig im Gehirn anzukommen.

« Etwa zwölf Stunden nach dem letzten Schuss wirst du unruhig, deine Augen tränen und die Nase beginnt zu laufen. Du gähnst, frierst und schwitzt zugleich. Dann wird das Gähnen so heftig, dass sich der Kiefer fast ausrenkt. Die Nase trieft schlimmer, die Augen tränen noch stärker. Die Därme und der Magen arbeiten wie wild, ziehen sich krampfartig zusammen, sodass du glaubst, du hättest Schlangen im Bauch. Du übergibst dich, hast ständig Durchfall. Und du bist völlig fertig, denkst nur noch an eines: dass eine einzige Fixe genügt, um die Höllenqualen zu beenden.
Uwe, Ex-Fixer »

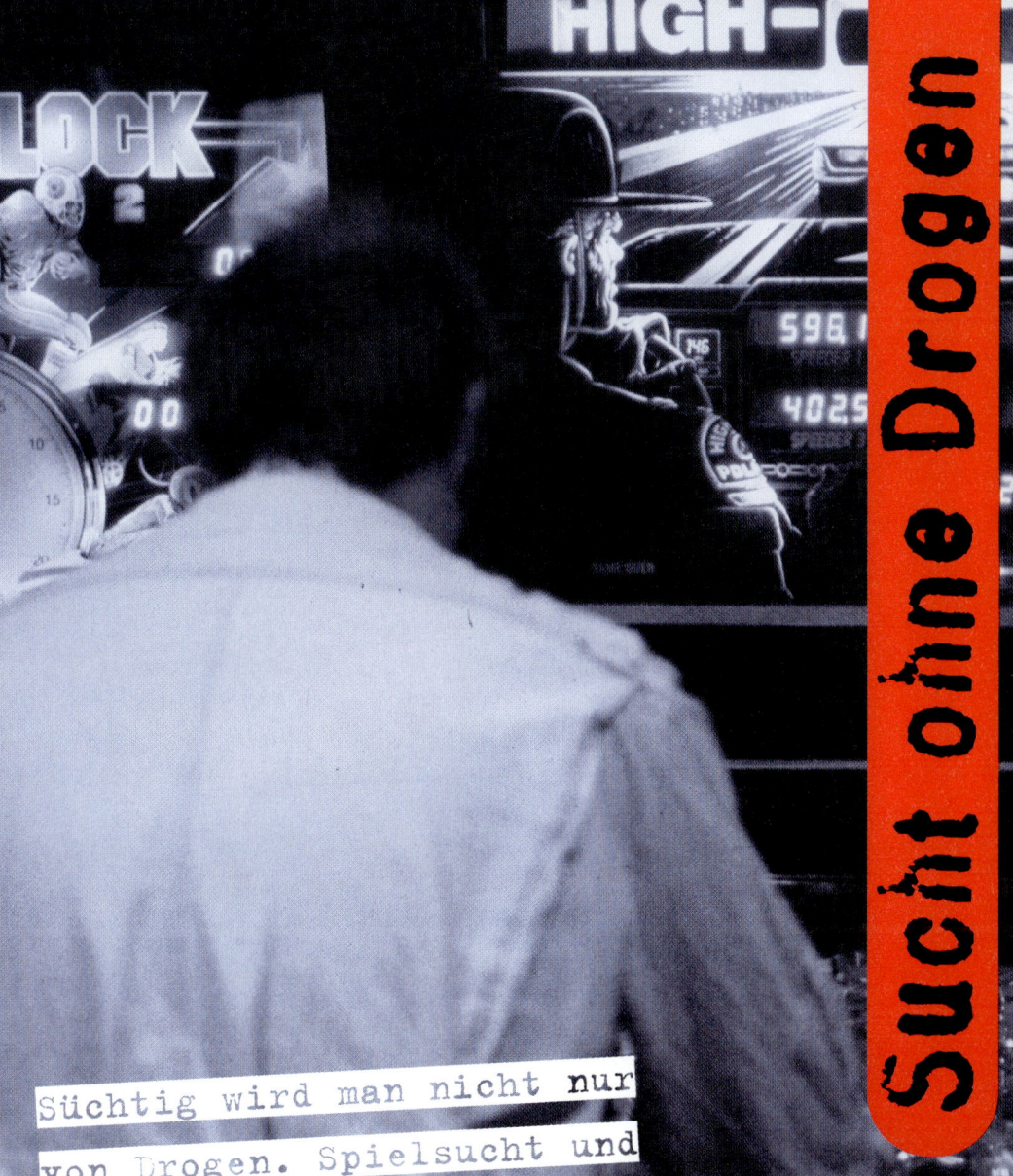

Sucht ohne Drogen

Süchtig wird man nicht nur von Drogen. Spielsucht und Essstörungen wie Bulimie oder Magersucht sind die häufigsten stoffungebundenen Süchte.

Süchtiges
VERHALTEN

Eigentlich schon merkwürdig, dass das Essen zum Problem werden kann. Schließlich ist es lebenswichtig, und normalerweise will jeder Mensch essen, wenn er Hunger hat oder eine gute Mahlzeit genießen möchte.

Doch immer mehr Menschen erkranken an schweren Essstörungen. Einige hungern, bis sie nur noch aus Haut und Knochen bestehen, andere stopfen riesige Kalorienmengen in sich hinein. Die Nahrungsaufnahme ist außer Kontrolle geraten, weil Essen oder Hungern als Ersatzbefriedigung für andere Bedürfnisse missbraucht werden.

Stoffungebundene Süchte: Sucht ist nicht auf Alkohol, Nikotin, Medikamente oder illegale Drogen beschränkt. Auch ganz alltägliche Tätigkeiten im Alltag wie arbeiten, fernsehen, putzen oder joggen können einen zwanghaften Charakter annehmen, wenn sie dazu dienen müssen, innere Spannungen, Stress und Ärger zu verdrängen oder zu betäuben. Da der Süchtige dabei nicht von einem bestimmten Suchtmittel abhängig ist, spricht man dann von „stoffungebundenen Süchten".

Ein angenehmes Sättigungsgefühl hilft, Spannungen abzubauen und Ängste zu mindern. Fresssüchtige aber plündern gezwungenermaßen Kühl-

PULLOVER

Unter Konsumzwang leiden Menschen, die bei Stress, Streit, Frust und Langeweile erst einmal in die Stadt rennen müssen, um sich etwas Neues zu kaufen, Schuhe oder einen Pullover vielleicht. Sie erleben dabei ein richtiges Hochgefühl, das allerdings abklingt, sobald sie das Objekt der Begierde besitzen. Doch bald geht der Kaufrausch wieder von vorn los.

GEGEN ÄRGER

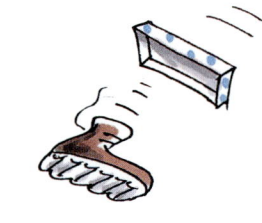

schrank und Vorratskammer, um sich so über Kummer und persönliche Probleme hinwegzutrösten. Ihr Kummerspeck dient als Schutzpanzer gegen die stressige Umwelt, und zugleich sorgen die angefressenen Pfunde für neues Leid. Von diesen Frustessern unterscheiden sich schon durch ihr Aussehen die Mager- und die Ess-Brech-Süchtigen. Magersüchtige verweigern die Nahrung und leiden an starkem Untergewicht. Vor allem junge Frauen wollen extrem schlank sein, um nur ja dem allgemeinen weiblichen Schönheitsideal zu entsprechen. Oder sie wehren sich mit einem kindlich wirkenden Aussehen gegen das Erwachsenwerden. Mitschüler hänseln die Mädchen vielleicht wegen der ersten Rundungen und verschärfen damit bei ihnen unbeabsichtigt das Leiden an den Veränderungen der Figur in der Pubertät.

Oft sind sich Magersüchtige selbst gar nicht bewusst, dass sie wirklich krank sind und dringend Hilfe brauchen. Andere versuchen mit allen Mitteln, ihre Krankheit zu verbergen. Sie tragen weite Kleider und erfinden alle möglichen Ausreden, um nicht essen zu müssen.

Magersüchtige müssen mit niedrigem Blutdruck, Muskelschwund, schwachem Herzschlag, Kopf- und Magenschmerzen sowie körperlichen Mangelschäden bezahlen.

MEHR FRUST IST WIRKLICH NICHT MEHR TRAGBAR !

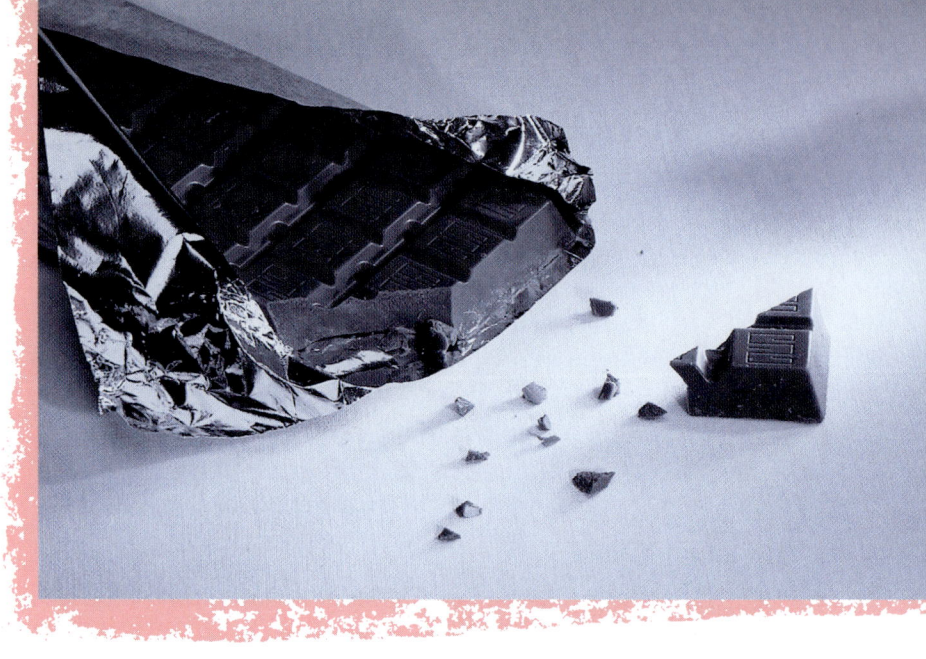

Ein Leben zum **KOTZEN**

Auch Bettina hatte Probleme mit ihrer Figur und bekam dadurch Bulimie. Als Bulimie (griech. Bous: Stier und limos: Hunger) bezeichnet man übermäßiges Essen mit anschließendem Erbrechen. „Mit ungefähr 12 Jahren bemerkte ich, wie sich bei mir Fettpolster bildeten. Ab da fühlte ich mich nicht mehr wohl in meiner Haut. Ich wurde größer und nahm natürlich dabei zu. Meine Mutter meinte damals zwar, das ist eben so in diesem Alter, aber groß geholfen hat mir diese Erkenntnis nicht.

ZERSTÖRERISCHER

Wie viele Menschen unter einer Essstörung leiden, lässt sich nur schätzen. Ärzte gehen davon aus, dass fast jede Zehnte zwischen 15 und 35 Jahren an Magersucht oder Bulimie erkrankt ist. Bislang verfielen vor allem Frauen dem selbstzerstörerischen Schlankheitswahn. Als Maßstab gelten ihnen die gertenschlanken, langbeinigen Schönheiten, wie sie auf den Titelseiten der Illustrierten oder Modezeitschriften zu sehen sind. Zunehmend haben jedoch auch Männer Probleme mit dem Essen. Denn für sie gilt jetzt immer mehr: Schlanke sind stark und dynamisch. Dicke dagegen hält man heute für träge und charakterschwach.

SCHLANKHEITSWAHN

Diese Essstörungen gibt es:

Magersucht
(Anorexia nervosa)

Hauptmerkmale:

Meist verbunden mit seelischen und familiären Schwierigkeiten. Das krankhafte Fasten ist bei den Mädchen und Frauen oft eine Ablehnung der Weiblichkeit, es ist der Ausdruck von Wut und Auflehnung gegen familiäre und gesellschaftliche Zwänge oder drückt den Hunger nach Aufmerksamkeit und Fürsorge aus. Großer Gewichtsverlust durch reduzierte Nahrungsaufnahme, Angst vor dem Zunehmen selbst bei ausgeprägtem Untergewicht, keine Beziehung zum eigenen Körper.

Körperliche Folgen:

Hormonelle Veränderungen, Ausbleiben der Menstruation, Stoffwechselveränderungen, Blutdruck und Körpertemperatur können zu niedrig sein. Bleibende Dauerschäden durch die ständige Unterernährung.

Ess-Brech-Sucht
(Bulimia nervosa)

Hauptmerkmale:

Heimliche Essorgien und Erbrechen, häufig Streben nach einer Idealfigur als Auslöser. Es kommt zu Heißhungerattacken, die teilweise als „lustvoll" erlebt werden, da sie den Frust zustopfen. Angst vor Gewichtszunahme führt zu willentlich ausgelöstem Erbrechen, das später automatisch erfolgt. Teilweise starke Schuld- und Schamgefühle. Bulemiker erkennt man kaum an ihrer Figur, da sie normalgewichtig sind.

Körperliche Folgen:

Zahnschäden, Mund- und Rachenraumentzündungen, Speiseröhren- und Magenerkrankungen, gestörter Elektrolythaushalt, Ausbleiben der Menstruation.

Fettsucht
(Adipositas)

Hauptmerkmale:

Zwanghaftes Verschlingen von Unmengen an Nahrungsmitteln, extremes Übergewicht, Essen als Seelentröster, viele erfolglose Diäten, Schuldgefühle wegen des unbeherrschten Verhaltens und der Fettleibigkeit. Sonst kaum Gefühlsregungen, da die Aufmerksamkeit für das Essen alles andere überlagert. Doch nicht jeder Beleibte ist unbedingt fresssüchtig. In vielen Fällen kann die Gewichtszunahme durch eine Stoffwechselstörung oder durch ein fehlgesteuertes Hungergefühl ausgelöst worden sein.

Körperliche Folgen:

Herz- und Kreislaufprobleme, Gelenkleiden und Rückenschmerzen, Leberschäden.

„Ich bildete mir ein, dass alle hinter meinem Rücken über mich und meine Figur lästerten, obwohl sie behaupteten, ich sei überhaupt nicht dick.

Eine Cousine machte mir dann den Vorschlag, wir sollten gemeinsam mit einer Diät aus einer Zeitschrift beginnen. Das klappte ganz gut, weil ich immerhin fünf Kilo abnahm. Doch die hatte ich mir bald wieder angefuttert. So machte ich wieder eine Diät. Und noch eine und noch eine. Je länger die Diäten dauerten, desto größer wurde mein Heißhunger.

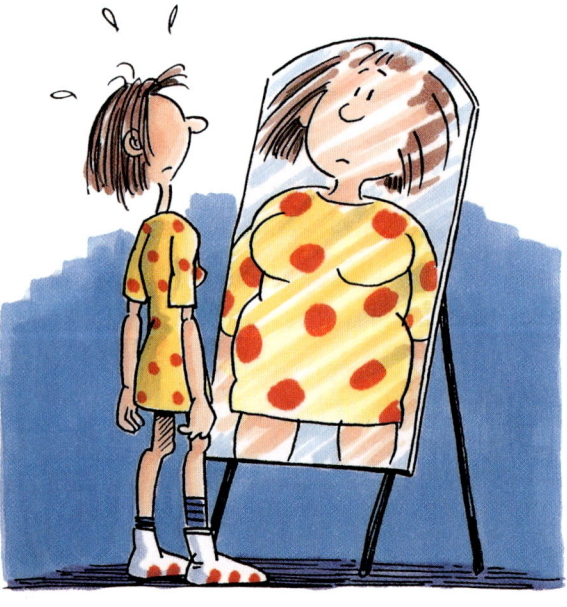

TIPPS

GEGEN ESS STÖRUNGEN

● Finger weg von allen Diäten. Hungerkuren schaden dem Körper und die verlorenen Pfunde sind schneller wieder da, als sie weggehungert wurden. Diäten sind Einstiegsdrogen für Essstörungen.

● Wer sich ausgewogen ernährt und regelmäßig Sport treibt, tut das Beste, um sich in seinem Körper wohl zu fühlen. Denn wer gesund lebt, kann auch gelegentlich sündigen.

● Als gutes Maß für die richtige Ernährung gilt: ein Drittel gekochtes Essen und zwei Drittel Rohkost. Auch ausreichend Flüssigkeit ist wichtig.

● Orientiere dich nicht an den Traummaßen eines Mannequins oder Muskelmanns. Viel wichtiger ist es, zu seiner Normalfigur zu stehen.

● Essen löst keine Probleme. Sprich deine Gefühle aus, statt Wut und Ärger in dich hineinzufressen.

Schließlich hatte ich richtige Fressanfälle, bei denen ich den gesamten Kühlschrank plünderte.

Für einen Moment ging es mir dann zwar besser, aber kurz darauf machte ich mir Vorwürfe wegen des vollen Bauchs.

Da kam ich auf die Idee, den Finger in den Hals zu stecken und mich zu übergeben. Schließlich hatte ich bis zu drei solcher Fressattacken am Tag, nach denen ich automatisch alles wieder auskotzte.

Lange bemerkte niemand etwas von meiner Krankheit. Meine Mutter meinte zwar, einen merkwürdigen Geruch auf der Toilette festzustellen. Aber sie schöpfte keinen Verdacht. Erst nach drei Jahren fiel meinem Hausarzt auf, dass sich mein Gesundheitszustand erheblich verschlechtert hatte. Mein Rachen war häufig entzündet und meine Zähne wurden von der Magensäure ziemlich angegriffen. Dann dauerte es noch mal ein ganzes Jahr, bis auch meine Mutter mitbekam, dass ich schon ewig keine Periode mehr hatte. Da konnte ich dann endlich über mein Essproblem sprechen.“

Mit Schwächen Stärke zeigen

Es ist wichtig, dass du dich selbst mit all deinen Schwächen annehmen kannst, sonst kommen deine Bedürfnisse und Gefühle zu kurz. Auch vermeintliche Macken und Schönheitsfehler gehören zu dir als Person. Wenn du zu ihnen stehst, beweist du weitaus mehr Stärke, als wenn du versuchst, sie zu leugnen.

Typisch für Essgestörte ist eine völlig unrealistische Vorstellung vom eigenen Körper. Die Betroffenen meinen, dass sie dick und unförmig sind, selbst wenn kein Gramm Fett an ihnen zu entdecken ist. Essen ist für sie kein Genuss, sondern Qual. Häufig nehmen sie daher Schlankheitspillen, Appetitzügler und Abführmittel, die süchtig machen oder der Gesundheit schaden.

PUSCHER ODER RELAXER: ?
Welcher Suchttyp kommt mir am nächsten ■

Drogen haben ganz unterschiedliche Wirkungen. Haschisch beruhigt, Alkohol enthemmt, Heroin gibt den Kick. Je nachdem, welche Schwächen die Menschen ausgleichen und auf welche Art sie glücklich werden wollen, bevorzugen sie ein jeweils anderes Suchtmittel.

Typ Zocker hält sich für den letzten einsamen Helden und einen echten Draufgänger. Im Spiel sucht er Ablenkung, Nervenkitzel, Unterhaltung, Action und Herausforderung. Dafür geht er jedes Risiko ein. **Bevorzugte Drogen:** *Glücksspielautomat, auch harte Drogen*

Typ Relaxer sucht Entspannung vom Stress und will aus dem Alltag aussteigen. Er setzt Drogen als Problemlöser, Seelentröster und Fluchtmittel ein. Die bequemste Lösung ist ihm die liebste, deshalb geht er Schwierigkeiten aus dem Weg. **Bevorzugte Drogen:** *Alkohol, Haschisch und teilweise auch Heroin*

Typ Puscher ist ziemlich ehrgeizig. Er braucht aber künstliche Mittel, um aktiv, kreativ und leistungsfähig zu werden. Der eigene Antrieb reicht nämlich meistens nicht für die hoch gesteckten Ziele aus. **Bevorzugte Drogen:** *harte Drogen, vor allem Koks, teilweise auch Alkohol*

Typ Kicksucher möchte möglichst schnell gut drauf sein. Ohne Drogen, Extremsportarten oder gefährliche Aktionen kann er kaum etwas empfinden oder gar Gefühle zeigen. **Bevorzugte Drogen:** *Heroin, LSD, Risikosport wie Bungee-Springen oder Hardcore-Skaten*

Typ Powerman wünscht sich eigentlich nur drei Dinge: Spaß, Spaß und noch mal Spaß. Er braucht das absolute Hochgefühl und glaubt, dies nur mit der chemischen Keule zu erreichen. Negative Empfindungen will er nicht angehen, sondern einfach ausblenden. **Bevorzugte Drogen:** *Ecstasy und LSD*

Typ Gehemmter ist eher mut- und kraftlos. Um überhaupt aus sich herausgehen zu können, braucht er einen Anschub von außen. So trinkt er sich beispielsweise Mut an, um etwas zu tun, was er nüchtern nicht wagen würde. Er leidet selbst unter seiner Schüchternheit, hat Angst vor Kritik und eine eher pessimistische Lebenshaltung. **Bevorzugte Drogen:** *Alkohol, auch illegale Drogen*

Typ Angepasster lebt nach der Devise: Bloß nicht auffallen. Am liebsten möchte er es allen recht machen, denn er zweifelt an seinen eigenen Fähigkeiten. Er steht unter starkem Leistungsdruck, doch den macht er sich selbst, weil er glaubt, dass die anderen viel von ihm erwarten. **Bevorzugte Drogen:** *eher dämpfende Medikamente, teilweise Alkohol*

Typ Perfektionist steht auch unter ständiger Anspannung, doch im Unterschied zum Angepassten legt er selbst fest, welchen (überzogenen) Anforderungen er genügen muss. Meistens hat er klare Idealvorstellungen, etwa vom Aussehen, von der Karriere oder Anerkennung. **Bevorzugte Drogen:** *übermäßiges Essen, eher aufputschende Medikamente, auch illegale Drogen*

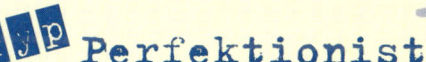

Typ Lebenskünstler findet bestimmt einige seiner persönlichen Schwachstellen bei dem einen oder anderen Suchttypen wieder. Aber er kann damit leben und versucht lieber, seine Probleme anders zu lösen. **Drogen:** *keine*

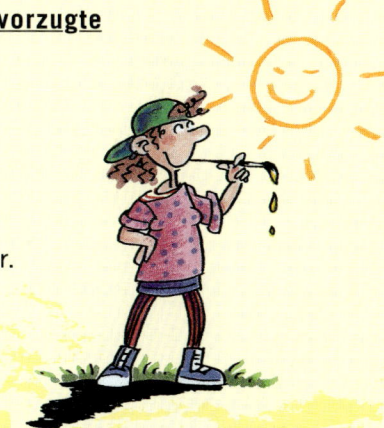

Der Ausstieg aus dem Teufelskreis der Essstörungen ist nicht leicht. Anders als bei Süchten wie Alkoholismus oder Drogenmissbrauch kann der Betroffene nicht völlig auf den für ihn bedrohlichen Stoff verzichten. Er muss den richtigen Umgang mit dem Essen erst wieder lernen. Und Heilung ist auf jeden Fall möglich, wenn nur wirklich die Bereitschaft da ist, sich helfen zu lassen.

„Seit einem Jahr mache ich jetzt eine Therapie, in der ich meinen Körper neu entdecke und lerne, ihn zu akzeptieren. Ich muss auch richtig üben, wieder gezielt einzukaufen und ohne Gewissensbisse zu essen. Fressattacken habe ich immer noch, allerdings nur noch alle paar Wochen. Ich weiß, dass ich noch einen langen Weg vor mir habe, bis ich wieder normal essen kann."

Vom Freizeitspass zum ZOCKEN

Martin lebte lange nach der Devise „alles oder nichts". Stunden verbrachte er in Kneipen und Spielhallen vor den blinkenden Glücksspielautomaten. Ob er in den zehn Jahren seiner Spielsucht 50 000, 100 000 oder 200 000 Mark verspielte, kann er nicht mehr sagen. Aber er weiß noch genau, wie alles anfing.

„Mit 12 Jahren stand ich zum ersten Mal an einem Spielautomaten", beginnt Martin seine Geschichte. „Irgendwo in einem Gasthaus war ich mit meiner Familie essen. Da spielte ich erst nur mal so am Automaten dort herum. Dann fand ich es ziemlich aufregend. Auch die Erwachsenen, die mir das Geld gaben, fieberten mit."

Später ging Martin mit seiner Clique in die Kneipen. Alle hatten ihren Spaß an Flipperautomaten, Billard oder Tischfußball. Zunehmend zogen Martin jedoch die Geldspiel-

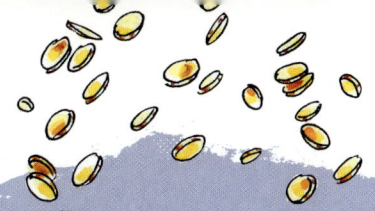

DER RUINÖSE TRAUM VOM GLÜCK

Spielen ist ein entspannender Zeitvertreib, kann aber auch zum zwanghaften Verhalten werden. Gewinnspiele lenken von Alltagsschwierigkeiten ab und faszinieren manche Menschen, weil durch sie der Traum vom schnellen Glück wahr werden könnte.

Stundenlang sitzen Spielsüchtige Tag für Tag vor den blinkenden Automaten und verlieren dort ein Vermögen. In Deutschland spielen schätzungsweise 100 000 Menschen zwanghaft, 90 Prozent davon sind Männer. Über zehn Milliarden Mark verschwinden pro

Jahr in den Geldschlitzen der rund 245 000 Glücksspiele in Kneipen und Spielhallen. Gut sechs Milliarden schüttet die Automatenbranche als Gewinn wieder aus, über vier Milliarden Mark kassiert sie selbst.

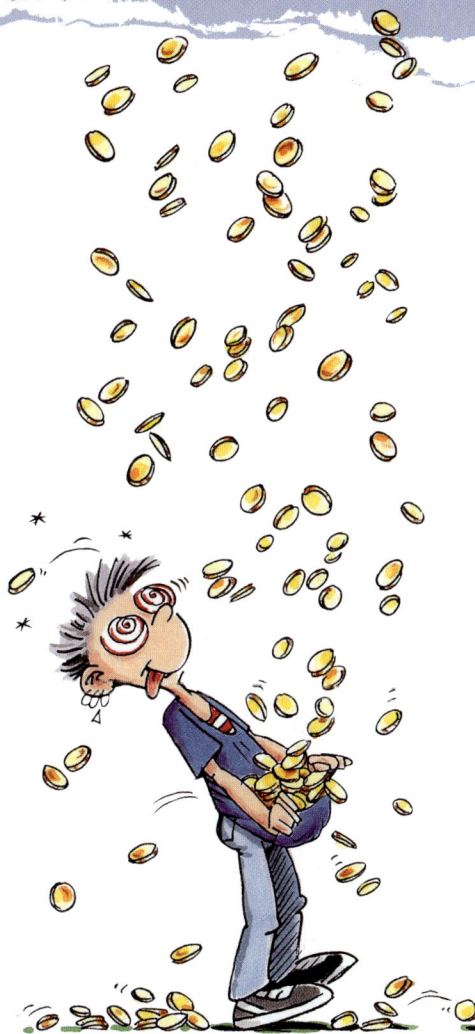

automaten in ihren Bann. Obwohl er noch keine achtzehn war, ließen ihn fast alle Wirte an die Apparate. „Damals hab ich mir nichts weiter dabei gedacht und schon gar nicht gemerkt, was da abläuft. Heute weiß ich, dass ich vor allem allein sein wollte und fasziniert war vom Kampf mit dem Automaten. Da konnte ich den Stress mit meinen Eltern und Freunden vergessen. Und ich fühlte mich richtig gut beim Spielen. Wenn du spürst, wie dich die Spannung packt und dein ganzer Körper prickelt und vibriert, sobald sich die Zahlenscheiben drehen, ist dir

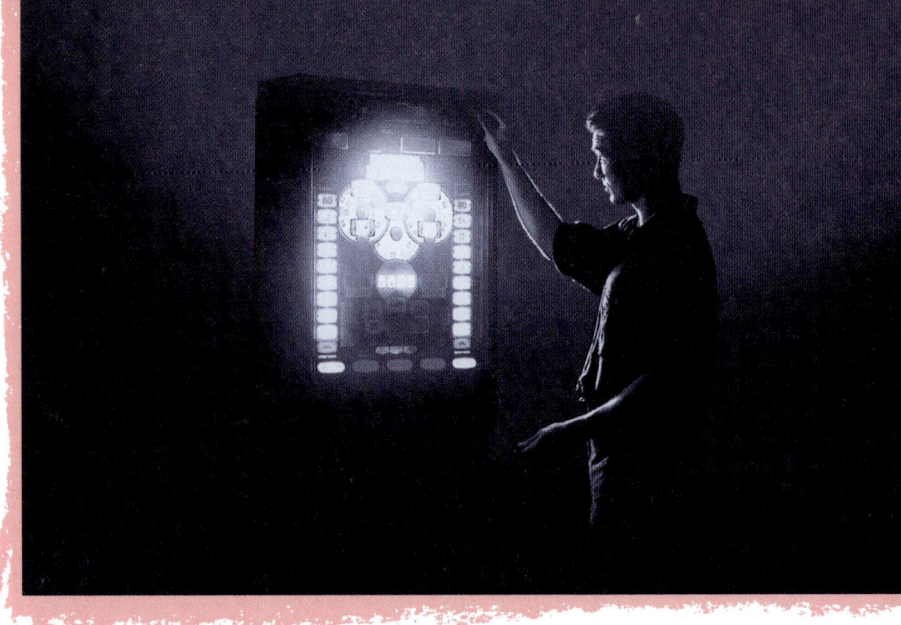

alles andere egal. Dich interessiert nur noch der Dattel-kasten, der wild vor sich hin dudelt, blinkt und klappert. Natürlich genoss ich auch die Bewunderung, weil ich als junger Kerl recht locker mit meinem Geld umging und gern eine Runde spendierte, wenn ich gewonnen hatte. Auf die anderen wirkte ich wie alle Spieler immer total cool und gelassen, aber im Inneren war ich bis in die letzte Körperfaser angespannt. Ich lebte in einer absoluten Schein-welt und galt als abge-brühter Zocker, der alles unter Kontrolle hat."

Mit der Zeit steckte Martin in immer größeren Geldschwierigkeiten. Je mehr Spiel-schulden er hatte, desto mehr ließen ihn die alten Freunde im Stich. Schließlich beschaffte sich Martin Geld durch kleine Diebstähle und Einbrüche.

„Ich verlor immer mehr. Also musste ich weiterspielen, um die Verluste reinzuholen und die Schulden bei meinen Kum-

ARBEITEN WIE VERRÜCKT

Man nennt sie auch Workaholics: Menschen, die wie besessen arbeiten. Was bei Nicht-Süchtigen Folge der reinen Begeisterung für eine bestimmte Aufgabe sein kann und sich nach dem Abschluss der Arbeit wieder normalisiert, nimmt bei Arbeitssüchtigen krankhafte Züge an. Sie gönnen sich keine Pause, nehmen keine Rücksicht auf ihre Gesundheit, vernachlässigen ihre Familien und schaffen bis zum Umfallen.

ZOCKEN

pels abzuzahlen. Gelegentlich gewann ich auch, aber das reichte nicht weit. Da besorgte ich mir eben auf andere Art Geld, das dann wieder in den Spielkisten landete. Ich war in einen Teufelskreis geraten, der mich nicht mehr losließ."

Martin war nach der Schule bei seinen Eltern ausgezogen. Er hatte eine Lehrstelle gefunden, aber bereits nach wenigen Wochen wieder verloren, da er manchmal tagelang nicht zur Arbeit erschienen war. Von da an ging es ständig bergab.

„Alle wollten Geld von mir. Ich musste alles versetzen, was ich hatte. Meine Eltern drängten mich, wieder heimzukommen. Die wussten ja noch nicht, was mit mir los war. Es dauerte allerdings nicht lange, da musste ich ihnen die vielen Rechnungen und Mahnungen erklären, die ins Haus geflattert kamen. Ich versprach ihnen natürlich hoch und heilig, nicht mehr zu spielen. Sobald ich aber etwas Geld hatte, musste ich wieder spielen."

Arne wundert sich: „Aber es ist doch klar, dass die Automaten so eingestellt sind, dass die Spieler nie eine Gewinnchance haben. Wussten Sie das denn nicht?"

„Natürlich schon. Aber ich redete mir ein, dass ich nur einmal richtig gewinnen müsste und dann wäre ich mit einem Schlag alle meine Probleme los. Sobald ich wieder an dem Kasten stand, war es egal, ob ich gewinne oder verliere. Der große Jammer kam erst nach dem Spielen. Gegen den half dann nur wieder Spielen."

Martin hatte mehrmals versucht, mit dem Spielen aufzuhören. Doch erst als er erkannte, wie ausweglos seine Situation geworden war, ging er zu einer Beratungsstelle. „Ich hielt es einfach nicht mehr aus. Mit 23 Jahren saß ich ohne Job und Geld, dafür aber mit enormen Schulden und einem Verfahren wegen Diebstahls in meinem alten Kinderzimmer und ließ mich von meinen Eltern durchfüttern. Da hatte ich genug. Ich sprach mit den Suchtberatern und schloss mich einer Selbsthilfegruppe an. Jetzt geht es allmählich wieder aufwärts. Ich habe seit drei Jahren keinen Spielautomaten mehr angefasst und bezahle langsam meine Schulden durch meine Arbeit ab."

FLUCHT

Während echte Computerfreaks von der Technik begeistert sind, suchen Computersüchtige mit Videospielen Ablenkung von Misserfolgen und Ärger. Wie der Fernseher entführt der Computer in andere Welten, er ist ein bequemes Heilmittel gegen Langeweile und bietet Ersatz für eigene Abenteuer. Während der Zuschauer bei Spielfilmen und TV-Talkshows immer nur konsumieren kann, hat der PC-Spieler scheinbar Macht über die Maschine, die brav alle seine Befehle ausführt. Er gibt sich der Illusion hin, selbst aktiv zu sein. Die ersten Internet-Süchtigen werden schon nervös, wenn sie nicht surfen können. Sie sind fasziniert von der Möglichkeit, über das Netz jederzeit Kontakt mit anderen Leuten aufnehmen zu können, ohne ihnen nahe zu kommen und sich mit ihnen wirklich auseinander setzen zu müssen.

IN SCHÖNERE WELTEN

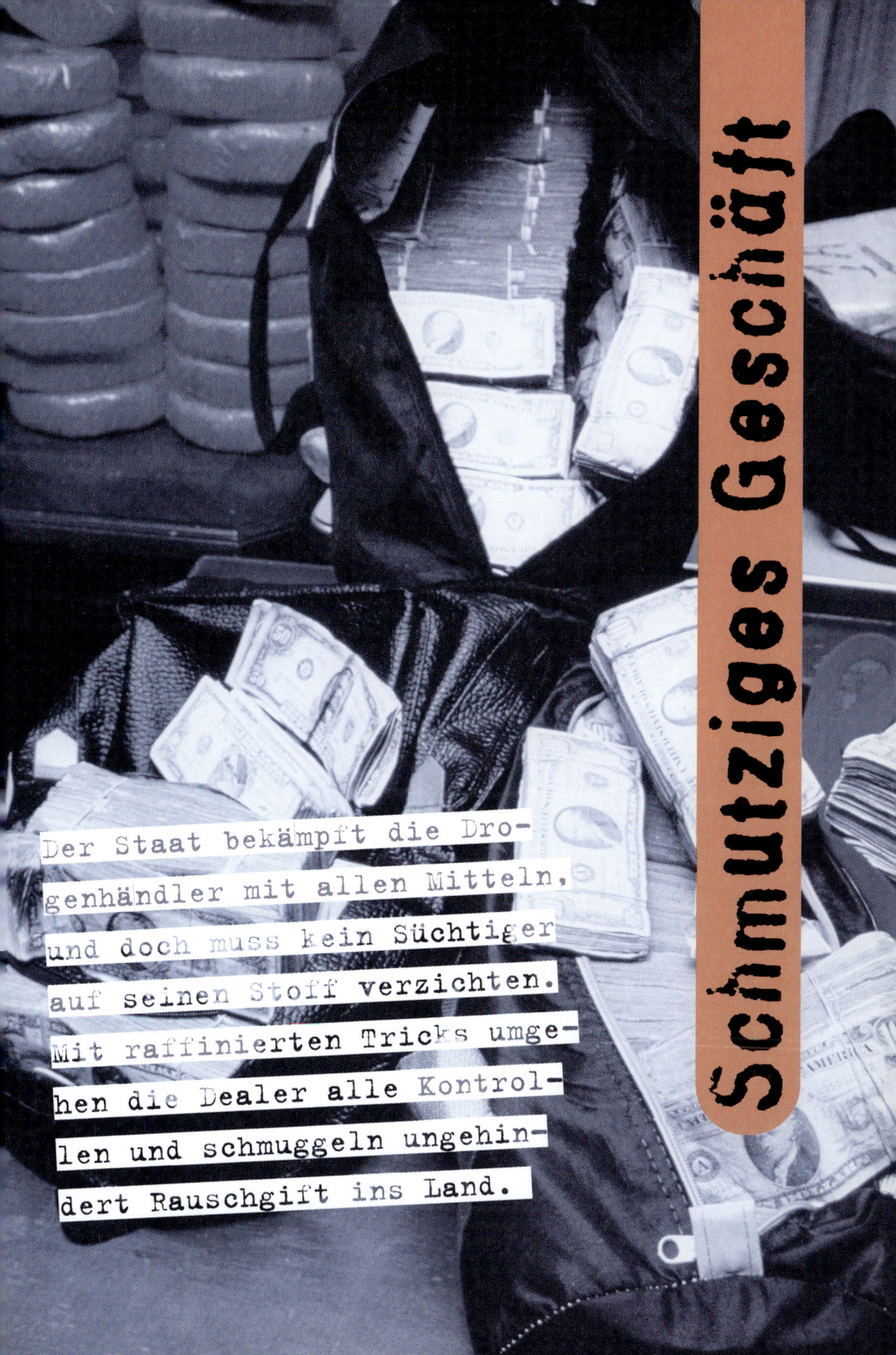

Schmutziges Geschäft

Der Staat bekämpft die Drogenhändler mit allen Mitteln, und doch muss kein Süchtiger auf seinen Stoff verzichten. Mit raffinierten Tricks umgehen die Dealer alle Kontrollen und schmuggeln ungehindert Rauschgift ins Land.

Das GESCHÄFT mit der SUCHT

Die Naturdrogen Cannabis, Schlafmohn und Koka werden in fast allen süd- und mittelamerikanischen Ländern angebaut. Sie wachsen ebenso in Afrika und auf endlosen Feldern von der Türkei über den Nahen Osten bis nach Thailand wie in den unendlich weiten Steppen und unwegsamen Bergen Russlands, des Kaukasus´ und Mittelasiens. Von all diesen entlegenen Ecken der Welt gelangt das Rauschgift über zahllose Schmuggelpfade nach Europa. Wie Spinnenfäden umgeben die Transportwege skrupelloser Verbrecherbanden den ganzen Erdball. Diese Drogenringe betreiben das Geschäft mit der Sucht im Stil weltweit operierender Großunternehmen. Eine ganze Reihe solcher streng geführter „Connections" teilt sich den Weltmarkt.

AUCH DER STAAT VERDIENT AN DER SUCHT

Auch das Geschäft mit den legalen Drogen Alkohol und Zigaretten lohnt sich. Allein in Deutschland verdienen Lebensmittelkonzerne und Getränkehersteller im Jahr mehr als 40 Milliarden Mark am Alkohol. Stolze 35 Milliarden Mark gehen in Qualm auf.
Und auch der Staat verdient mit, wenn seine Bürger trinken und rauchen. 1995 betrugen die Steuereinnahmen aus alkoholischen Getränken fast acht Milliarden Mark, beim Tabak sogar über 20 Milliarden Mark. Doch von diesen Einnahmen profitiert der Staat nicht wirklich. Denn er muss jährlich über 50 Milliarden Mark für die Opfer von alkoholbedingten Verkehrsunfällen zahlen, für alkoholkranke arbeitsunfähige Menschen sorgen und die unter Alkoholeinfluss begangenen Verbrechen verfolgen. Darüber hinaus kommt der Staat mit weit über 50 Milliarden Mark pro Jahr für die gesundheitlichen Folgeschäden auf, die durch das Rauchen entstehen.

In den USA kontrolliert die „Cosa Nostra" den Drogenhandel, in Südamerika beherrschen das kolumbianische „Medellin-Kartell" und dessen größter Konkurrent, das „Cali-Kartell", den Handel mit Europa. In China sitzen die gefürchteten „Triaden", in Japan die „Yakuzas", im Nahen

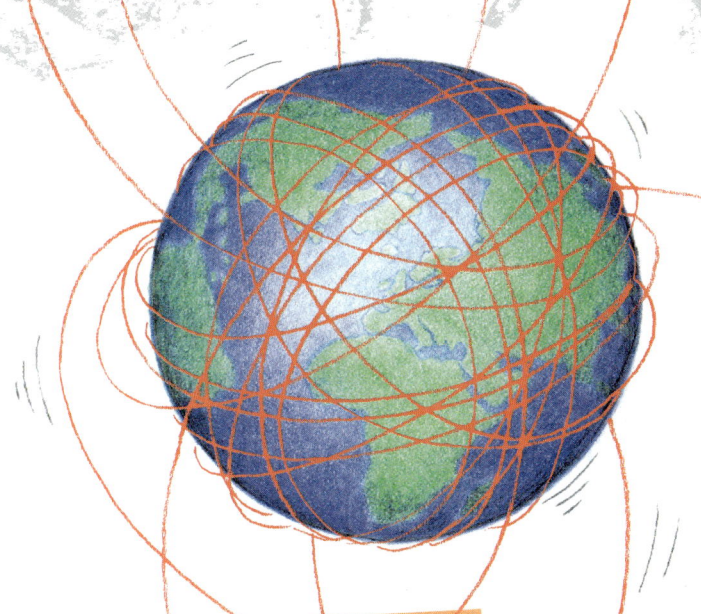

Osten agiert die „Libanon Connection". In Europa organisieren die „Mafia" in Sizilien und die „Camorra" in Neapel das Drogengeschäft. Türkische und kurdische Connections sorgen für die Drogeneinfuhr aus dem Nahen Osten. Seit einigen Jahren mischt auch die wegen ihrer Brutalität gefürchtete „Russenmafia" verstärkt im Drogenhandel mit. Scheinbar ungehindert bringen Rauschgifthändler die verbotene Ware über die Grenzen. Sie verstecken sie in großen Mengen zwischen der Ladung riesiger Schiffe oder im doppelten Boden eines Autotanks. Darüber hinaus sorgen zahllose Kleinkuriere für Nachschub. Für ein paar Dollars schlucken sie sogar den in Plastikbeutel verpackten Stoff und schleusen die lebensgefährliche Fracht im Magen durch den Zoll.

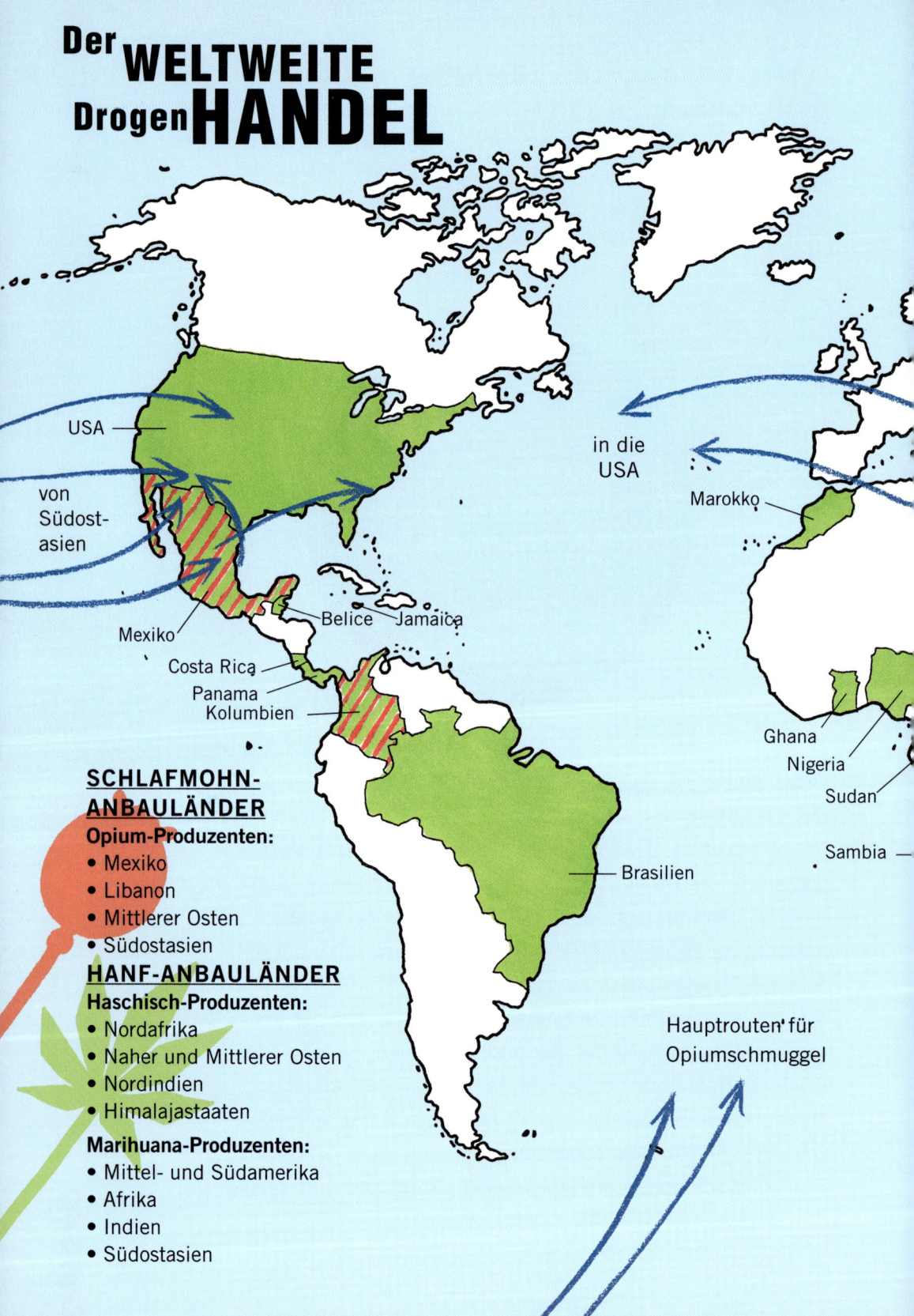

Der WELTWEITE Drogen HANDEL

USA

von Südostasien

in die USA

Marokko

Mexiko

Belice   Jamaica

Costa Rica

Panama
Kolumbien

Ghana
Nigeria

Sudan

Sambia

SCHLAFMOHN-ANBAULÄNDER

Opium-Produzenten:
- Mexiko
- Libanon
- Mittlerer Osten
- Südostasien

HANF-ANBAULÄNDER

Haschisch-Produzenten:
- Nordafrika
- Naher und Mittlerer Osten
- Nordindien
- Himalajastaaten

Marihuana-Produzenten:
- Mittel- und Südamerika
- Afrika
- Indien
- Südostasien

Brasilien

Hauptrouten für Opiumschmuggel

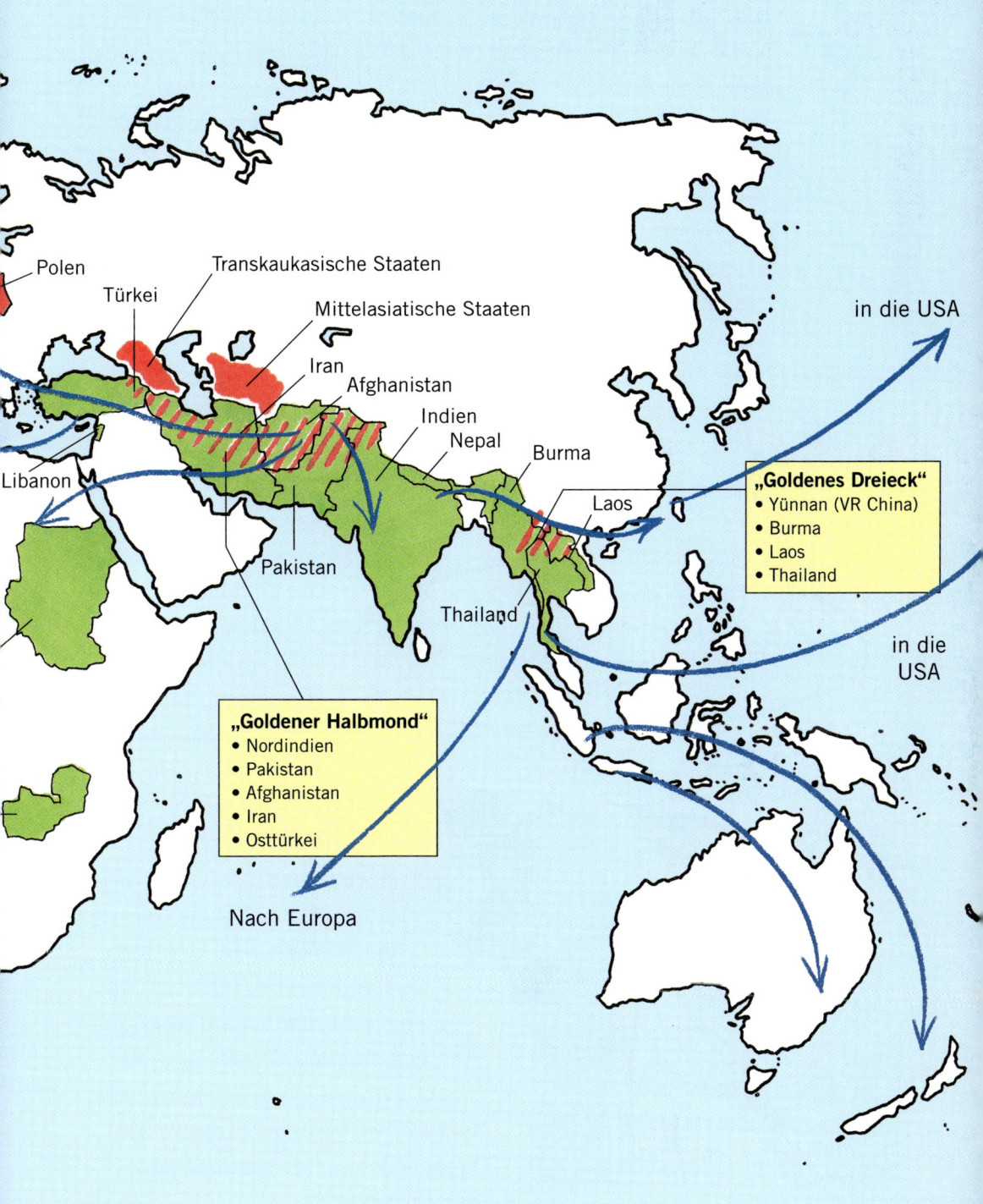

Polen

Türkei

Transkaukasische Staaten

Mittelasiatische Staaten

Iran

Afghanistan

Indien

Nepal

Burma

Libanon

Laos

Pakistan

Thailand

in die USA

„Goldenes Dreieck"
- Yünnan (VR China)
- Burma
- Laos
- Thailand

in die USA

„Goldener Halbmond"
- Nordindien
- Pakistan
- Afghanistan
- Iran
- Osttürkei

Nach Europa

Das Risiko lohnt sich für alle Beteiligten, denn mit nichts auf der Welt lässt sich so schnell so viel Geld verdienen wie mit Drogen. Mindestens 500 bis 800 Milliarden Dollar, so schätzen Experten, werden jedes Jahr im Rauschgiftgeschäft weltweit umgesetzt – mehr als im Autohandel. Allein in Deutschland sind es jährlich bis zu acht Milliarden Mark. Auf dem Weg von den Herkunftsländern bis zum Fixer in Frankfurt oder Zürich macht jeder, der am Drogenhandel beteiligt ist, satte Gewinne. Kein Wunder, wenn ein Kilogramm Heroin in Indien oder Pakistan etwa 2000 Mark kostet, die Drogenabhängigen in Europa dafür aber zwischen 50 000 und 100 000 Mark hinlegen müssen. Ähnlich Schwindel erregend hoch sind die Gewinne beim Haschisch. Der Kilopreis beträgt in Asien etwa 20 Mark und steigt auf dem Weg nach Europa auf über 5000 Mark an.

Den geringsten Teil dieses Geldes erhalten jedoch die Millionen von kleinen Landwirten, die vom Haschisch-, Mohn- oder Kokaanbau leben müssen. Weitaus mehr verdienen bei diesem Geschäft Schmuggler, Kuriere und Dealer, die bei jedem Weiterverkauf der heißen Ware weit über das Doppelte dessen erhalten, was sie selbst bezahlen mussten. Die eigentlichen Gewinner an der Sucht sind jedoch die Drogenbosse und Herren an der Spitze der Verbrechersyndikate. Sie kassieren den Löwenanteil.

DROGEN? ICH?! ICH WERDE DOCH NICHT MEINE GESUNDHEIT RUINIEREN!

„Die Sucht ist doch nicht mein Problem!"

Pedro ist einer von 300 000 Campesinos, die in Bolivien Koka anbauen. Wie Pedro leben in diesem bitterarmen Land mit etwa sechs Millionen Einwohnern rund 600 000 Menschen von dem Geschäft mit dem Schnee, und zwar nicht nur Bauern, Chemiker und Schmuggler, sondern auch die Pistoleros, die geschmierten Zöllner und Polizisten. Der Andenstaat produziert die Hälfte des weltweit verkauften Kokains. Ohne Kokain würde die Wirtschaft in Bolivien zusammenbrechen, da durch den Export 600 Millionen Dollar ins Land kommen, doppelt so viel wie durch den Verkauf von Erdöl und Rohstoffen. Die europäischen Länder und die USA versuchen zwar, mit Millionensummen die Rauschgift-

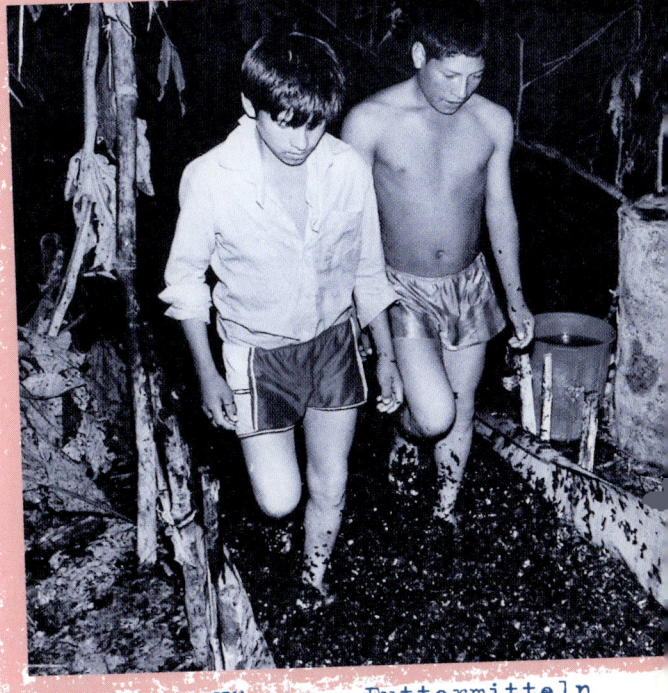

pflanzer zum Anbau von Früchten, Nüssen, Futtermitteln oder Reis zu bewegen. Aber die Böden sind so ausgezehrt, dass anspruchsvollere Pflanzen kaum gedeihen. Und selbst wenn die Umstellung gelingt: Der Gewinn für den einzelnen Campesino ist mit Sicherheit geringer, das Risiko einer Missernte größer und ein guter Absatzpreis nicht garantiert.

„Wenn ich Pfeffer, Kakao oder Zitrusfrüchte pflanze", meint Pedro deshalb schulterzuckend, „kann ich meine Kinder nicht ernähren." Trotzig fügt er hinzu: „Ist ja auch nicht mein Problem, wenn ihr Gringos süchtig werdet!"

Natürlich wäre es leicht nach-zuforschen, wie bestimmte Leute plötzlich reich werden, ohne ein Vermögen geerbt zu haben. Doch diese Herrschaften bringen ihre riesigen Profite in Länder wie die Schweiz oder nach Luxemburg. Die Banken stellen dort nämlich keine lästigen Fra-gen und müssen der Polizei auch keine Auskünfte über ver-dächtige Vermögen geben. Einen Großteil der Erlöse aus dem schmutzigen Geschäft waschen speziell dafür zuständige Finanzberater der Kartelle. Häufig sind es ganz seriös wirkende Unterneh-mer, Rechtsanwälte oder Immobilienhändler, die mit den Drogengeldern Firmen kaufen, Hotelanlagen bauen oder Spielhallen betreiben. Diese Gangster in Nadelstreifen tätigen schlauerweise ihre „sau-beren" Geschäfte in anderen Ländern, sodass die Spuren zum Drogenhandel fast ganz verwischt sind.

Gewinn-anstieg beim Heroin-schmuggel

Portionsweiser Verkauf im Straßen-handel in Europa bringt:

180.000 DM

In West-europa ver-kauft für:

60.000 DM

Der Weiter-verkauf in Asien bringt:

15.000 DM

Der Bauer bekommt:

2.000 DM

1 KILOGRAMM HEROIN

Der KAMPF ist aussichtslos

Jahr für Jahr werden neue Erfolge bei der Rauschgift-
bekämpfung gemeldet. So stellten Zoll und Polizei 1996
in Deutschland fast 1,4 Tonnen Kokain und 0,9 Tonnen
Heroin sicher, 1986 waren es erst 186 und 157 Kilogramm.
Jedes Jahr heben die Beamten rund 20 illegale Labors aus,
in denen synthetische Drogen hergestellt wurden.
Dennoch hat bislang kein Süchtiger auf seinen Stoff
verzichten müssen. Im Gegenteil. Nur der zehnte Teil der
eingeschmuggelten heißen Ware landet bei der Polizei.
Dass sie dennoch Jahr für Jahr neue Rekorde an aufgespür-
tem Stoff meldet, beweist nicht, dass sie mehr Erfolge bei
der Drogenfahndung hat. Es heißt lediglich, dass immer
mehr Rauschgift nach Europa kommt.

DROGEN GEFÄHRDEN

Wo Koka angebaut wird, leidet die Umwelt.
Um möglichst große Ernten einfahren zu
können, kippen die Bauern Unmengen von
Dünger und Schädlingsbekämpfungsmittel
auf die Felder. Die Rückstände gelangen in
das Grundwasser und von dort in die Flüsse.
Auch chemische Substanzen wie Äther,
Aceton oder Schwefelsäure, die zur Herstellung der Kokapaste gebraucht und vor allem
von deutschen Firmen geliefert werden, lassen die Drogenkartelle einfach in den Boden
entsorgen. Das brasilianische Umweltamt
geht davon aus, dass aufgrund der Kokain-
Herstellung allein in das Amazonasbecken
jährlich 100 Millionen Tonnen giftige Chemie
fließen. Rund 2500 Fischarten, Pflanzen und
Insekten sind dadurch vom Aussterben
bedroht.

DIE UMWELT

Der Kampf gegen die skrupellosen Verbrecher ist ziemlich
aussichtslos. Die Drogenbarone sind nicht zu fassen, weil
sie ihre Fäden im Hintergrund ziehen und andere die ris-
kante Schmutzarbeit machen lassen.
In Italien sichert sich die Mafia die Kontrolle über das
Drogengeschäft, indem sie missliebige Richter, Beamte,
Politiker und Polizisten umbringt. Ihre Handlanger sind
kaum zu fassen, weil bestochene oder eingeschüchterte

Beamte sogar aus den obersten Rängen der Polizei und der Regierung rechtzeitig Warnungen vor Razzien und Verfolgungen an die kriminelle Organisation weitergeben. Das Übel müsste gemeinsam mit den Polzeibehörden in den Herkunftsländern und in den Durchgangsstaaten an der Wurzel bekämpft werden. Da ja auch in diesen Staaten Sucht und Kriminalität zunehmen, sind immer mehr Regierungen bereit, die Rauschgifthändler im eigenen Land zu bekämpfen.

In Malaysia, Singapur und Thailand steht auf Drogenschmuggel sogar die Todesstrafe.

Wenn es um das Geschäft geht, schrecken die Verbrechersyndikate vor nichts zurück. Lästige Gegner werden eingeschüchtert oder brutal ermordet. In Mexiko etwa starben 1996 auf diese Weise mehr als 200 Polizisten sowie über 30 höhere Beamte und Politiker. Unzählige Opfer fordern auch die oft erbittert geführten Bandenkriege um Einfluss und Marktanteile.

> „In der Formel I kommen 60 Prozent der Sponsoreinnahmen aus dem Tabakbereich. Wenn das wegfiele, würde es die Formel I verändern, weil Ersatzmittel nicht fließen würden."
>
> WALTER KAFITZ, CHEF DER RENNSTRECKE AM NÜRBURGRING

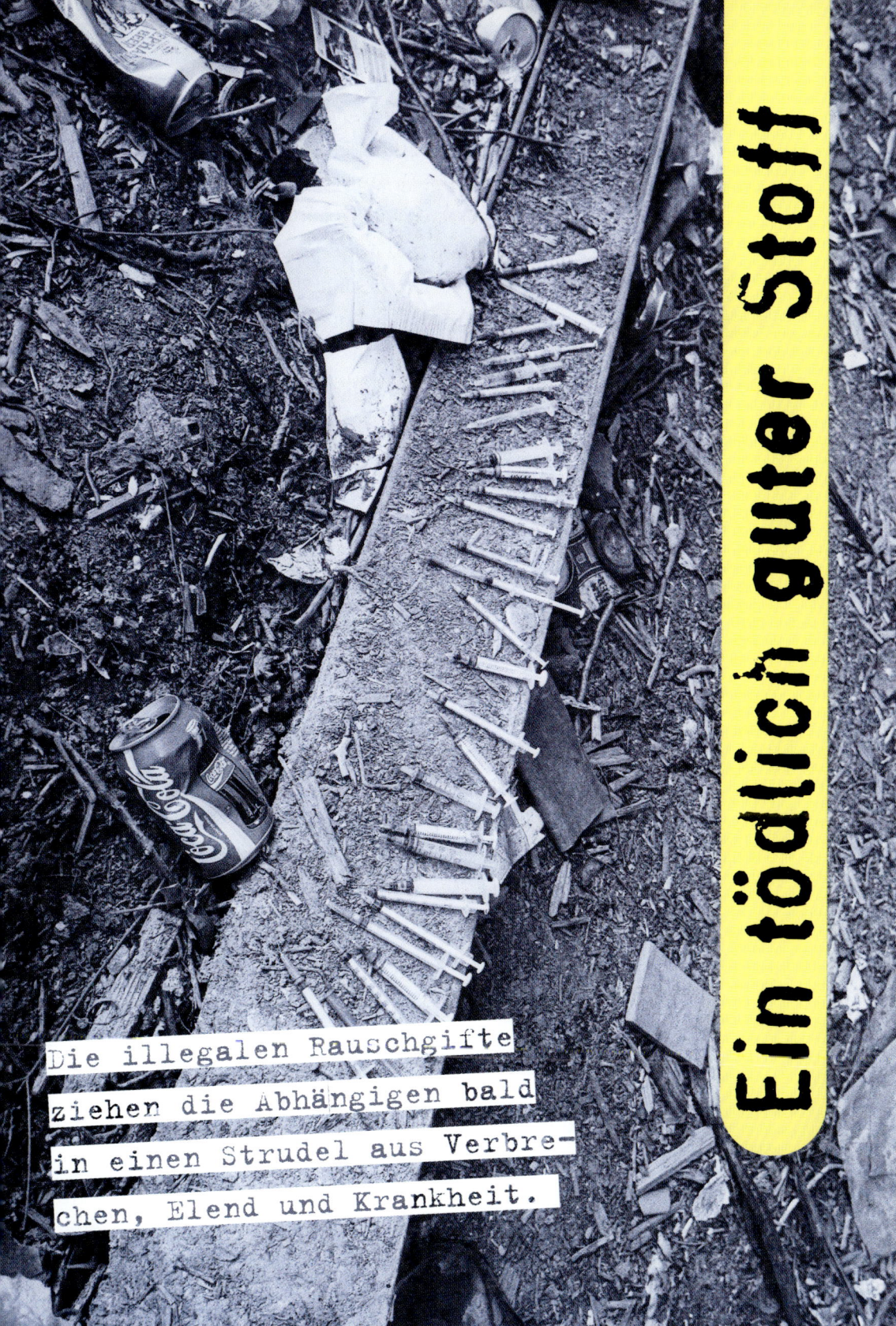

Ein tödlich guter Stoff

Die illegalen Rauschgifte
ziehen die Abhängigen bald
in einen Strudel aus Verbrechen, Elend und Krankheit.

Hinter der SUCHT

Arne und Ekke sitzen auf einer Mauer in der kleinen Parkanlage, die Drogensüchtigen als Treffpunkt dient. Seit Arne weiß, dass der Fixer hier fast immer zu finden ist, kommt er öfter her. Er fühlt sich ziemlich wichtig, weil er fast schon zur „Szene" gehört.

An diesem Morgen sind die beiden fast die Einzigen. „Razzia", sagt Ekke gleichgültig. Arne weiß, was das bedeutet. Gestern war die Polizei hier und hat wieder ein paar von ihnen mitgenommen. Meistens dauert es keine zwei Tage, bis die alten Gesichter wieder vollzählig versammelt sind.

„Wahrscheinlich hast du die Schule in der letzten Zeit nicht gerade vermisst?", sagt Arne.

„Ehrlich gesagt, nee. Ich wollte doch was vom Leben haben und nicht versauern wie meine Eltern, die ständig nur am Arbeiten waren", antwortete Ekke auf Arnes Frage.

„Und die Kohle?"

„Durch kleine Drogendeals hatte ich erst genug. War echt cool, einfach in den Tag hineinzuleben und zu machen, was mir gefiel. Dann war ich dick im Geschäft; ich hab mehr verdient als meine Alten und fuhr einen starken Schlitten. In der Szene war ich der King. Alle haben nur darauf gewartet, dass ich ihnen den Stoff brachte."

„Sieht aber jetzt nicht mehr so aus", meint Arne.

„Ich habe Stress mit meinem Großdealer bekommen, weil ich ihn gelinkt habe."

„Und wovon lebst du jetzt?", will Arne wissen.

„Von ein paar kleinen Deals gelegentlich, oder ich organisiere was, damit ich mir Dope kaufen kann."

„Du meinst, du klaust?" Arne schaut Ekke groß an.

„Klar, was soll ich sonst machen? Etwa bei meinen Eltern anklopfen? Die können mir auch nicht helfen", sagt Ekke resigniert.

Gesetz zum Verkehr mit Betäubungsmitteln

Einer Erlaubnis des Bundesgesundheitsamtes bedarf, wer (Abs. 1) Betäubungsmittel anbauen, herstellen, mit ihnen Handel treiben, sie, ohne mit ihnen Handel zu treiben, einführen, ausführen, abgeben, veräußern, sonst in Verkehr bringen, erwerben will.

Wer diesem Gesetz zuwiderhandelt, wird mit Geldstrafen und Gefängnis bis zu vier Jahren, in schweren Fällen sogar bis zu 15 Jahren bestraft.

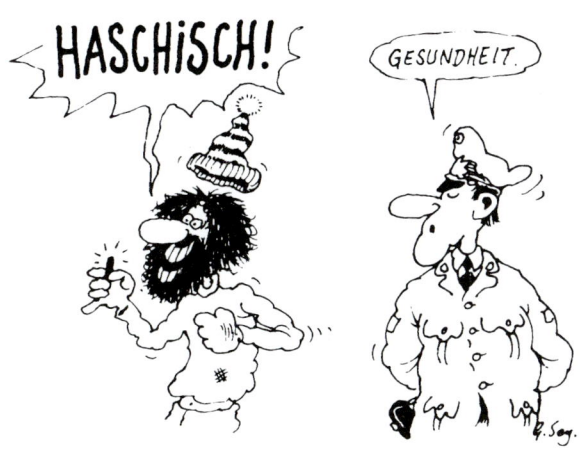

Kleine Kiffer werden nicht bestraft

Der Besitz von wenig Haschisch ist nicht erlaubt, muss aber nicht bestraft werden. Das entschied 1994 das Bundesverfassungsgericht, da die Richter der Meinung waren, dass ein Joint nicht schädlicher als die legalen Drogen sei. Allerdings sind sich die einzelnen Bundesländer nicht einig, was eine „geringfügige Menge" ist. In Hessen, Hamburg und Schleswig-Holstein darf man 30 Gramm Haschisch haben, in Bayern nur 6 Gramm. Doch das Urteil ist kein Freibrief für kleine Haschischraucher. Die Polizei darf Personen, bei denen das Kraut gefunden wird, wegen Verdachts auf illegalen Handel vorläufig festnehmen und ihre Wohnung durchsuchen. Wie bei allen anderen Drogen auch, droht beim Fahren mit Haschisch der Führerscheinentzug.

AUSNAHME

Jede Menge STOFF und GELD

Ein schwer abhängiger Junkie braucht zwischen 200 und 300 Mark für seinen Tagesbedarf an Heroin oder irgendwelche Ersatzdrogen. Im Monat muss er also immerhin bis zu 9000 Mark allein für das Rauschgift aufbringen. So viel Geld verdienen nur wenige Menschen durch einen ehrlichen Job.

Tatsächlich ist nur jede fünfte Drogenmark sauber verdient oder stammt von der Sozialhilfe, den Eltern oder Freunden. Den großen Rest müssen sich die Rauschgiftabhängigen durch Raubüberfälle, Diebstähle, Betrügereien oder Einbrüche beschaffen. Fast die Hälfte aller Autoaufbrüche, über ein Drittel aller Wohnungseinbrüche und jeder fünfte Raubüberfall geht deshalb auf ihr Konto.

Dealer kassieren von den etwa 200 000 Süchtigen jährlich schätzungsweise sechs Milliarden Mark. Davon stammen vier Fünftel aus dunklen Geschäften, also rund fünf Milliarden Mark. Tatsächlich entsteht ein weit größerer Schaden

DROGEN HABEN EINE LANGE VERGANGENHEIT

Seit Urzeiten nehmen die Menschen Drogen. Die Priester im alten Ägypten heilten Kranke mit Haschisch, Kokain und Nikotin. Indianische Medizinmänner versetzten sich mit Koka, heiligen Pilzen oder dem Kaktus-Extrakt Meskalin in einen Zustand der Entrückung, um mit Göttern und Geistern zu sprechen.

Die Ehrfurcht vor den gewaltigen Zauberkräften der Drogen verhinderte ihren Missbrauch. Erst als die Rauschgifte ihren religiösen oder heilenden Bezug verloren, wurden sie gefährlich. Als die spanischen Eroberer die Hochkultur der südamerikanischen Inka im 16. Jahrhundert zerstörten und die Indios

blutig unterdrückten, betäubten diese mit dem einst heiligen Kokakraut ihre Verzweiflung und Trauer. Die nordamerikanischen Indianer lernten Schnaps erst durch den weißen Mann kennen. Sie gingen an dem „Feuerwasser" zugrunde, da sie seine Gefahren nicht kannten.

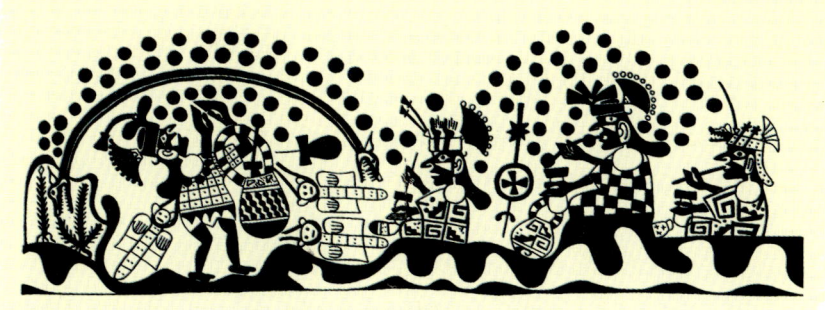

durch die Diebstähle. Da Hehler für gestohlene Stereoanlagen, Autoradios oder Schmuck nur zehn bis höchstens 20 Prozent des eigentlichen Wertes bezahlen, müssen die Süchtigen jährlich Diebesgut für weit über 40 Milliarden Mark besorgen. Bei dieser Riesensumme sind noch nicht einmal die Beschädigungen bei Einbrüchen oder die Verletzungen der Opfer mitgerechnet.

Ich bin ein ZOMBIE

„Und was machst du jetzt?", fragt Arne.

„Jetzt bin ich nur noch auf der Suche nach Stoff. Für einen Schuss würde ich sogar meine Freunde verraten. Wenn ich keine Kohle habe, ziehe ich alles Mögliche rein. Koks, Tabletten, Crack, Schnaps. Dabei geht es nicht mehr um den Supertrip wie am Anfang. Ich habe nur noch Angst vor dem Affen."

„Vor dem Affen?"

„Vor den widerlichen Schmerzen beim Entzug", antwortet Ekke und zieht seinen Ärmel hoch. „Schau her, ich bin ein Zombie."

Der Arm ist voller Narben und Entzündungen. Ekke deutet auf einen der eitrigen Flecken: „Abszesse von den schmutzigen Spritzen. Mit einer Nadel habe ich mir auch Gelbsucht eingefangen, zum Glück hab ich noch nichts mit Aids zu tun."

TRIP in den TOD

Drogenabhängige, die an der Spritze hängen, benutzen verunreinigte Nadeln mehrfach oder geben sie an andere Junkies weiter, um das Geld für neue zu sparen. Dabei werden schwere Krankheiten wie Hepatitis oder Aids übertragen.

1996 gab es in Deutschland laut Statistik 1565 Drogentote. In Wirklichkeit werden es allerdings weit mehr gewesen sein. Denn nur bei jenen, die in ihrer Wohnung oder in einer Bahnhofstoilette noch mit der Spritze im Arm gefunden wurden, war der Fall klar. Die meisten Rauschgiftopfer, etwa 70 Prozent, starben ungewollt an einer zu hohen Dosierung. Bei vielen Drogen, vor allem aber bei Heroin, ist der Schritt von der entspannenden zur tödlichen Wirkung sehr klein. Deshalb setzen die Konsumenten mit jeder Spritze oder Tablette ihr Leben aufs Spiel.

Sie können ihre eigene Reaktion auf den Stoff nicht genau kalkulieren, da das Rauschgift ohne ihr Wissen vielleicht vom Dealer mit Puder, Milchpulver oder Gips gestreckt wurde. Geraten sie dann mal an einen besonders reinen Stoff, führt das im schlimmsten Fall zu Atemstillstand oder Herzversagen. Einige Fixer verüben Selbstmord, indem sie sich bewusst mit einer Überdosis Heroin den „goldenen Schuss" setzen. Etliche Drogenabhängige sterben an Krankheiten,

Beschaffungskriminalität: Verbrechen, das zur Geldbeschaffung für Drogenbedarf begangen wird.

Folgekriminalität: Delikte, die unter Drogeneinfluss begangen werden.

WEIL es um SEHR VIEL geht, GEHT es uns ALLE an !

So machen es die Nachbarn

Die Schweiz hilft bereits seit Jahren Schwerstabhängigen mit Heroin vom Staat. In allen großen Städten gibt es zudem Fixerstübli, wo Rauschgiftsüchtige ungestört Drogen nehmen können. Dafür werden die Junkies konsequent von öffentlichen Plätzen verjagt. Das Vorgehen scheint erfolgreich zu sein, da die Zahl der Süchtigen seit Jahren nicht mehr steigt. In den Niederlanden ist Rauschgift zwar verboten, aber Süchtigen, selbst wenn sie mit harten Drogen erwischt werden, droht kaum Strafe. Angesichts wachsender Drogenprobleme und der Beschaffungskriminalität fordern immer mehr Niederländer ein härteres Vorgehen gegen die Szene. 1987 kam es zu einer Wende in der schwedischen Drogenpolitik, die bis dahin den Besitz von Drogen duldete. Jetzt werden Dealer hart bestraft und Süchtige zum Zwangsentzug hinter Gitter gebracht. Zugleich wurden allerdings die Aufklärungsarbeit in Schulen und in Vereinen sowie die Hilfen für gefährdete Jugendliche drastisch verstärkt.

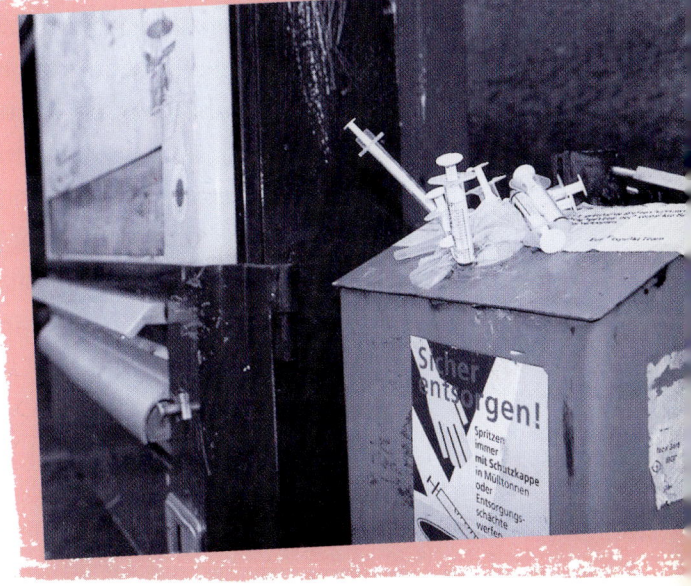

Unfällen oder Auszehrung, manche an der unberechenbaren Wechselwirkung verschiedener Suchtmittel, weil sie gleichzeitig Alkohol trinken, koksen, sich mit Psycho-Tabletten aufputschen und verschiedene Rauschmittel spritzen, um ständig „high" zu sein.

VERRAT für einen SCHUSS

Seit Arne öfter im Park vorbeischaut, hat die Drogen-
szene für ihn nichts von einem abenteuerlichen und
ungebundenen Leben mehr. Er hat bald
gemerkt, dass Freundschaften hier nichts
zählen. Die Dealer verlangen unbarmherzig ihr
Geld, selbst wenn es einem Fixer viel zu dreckig geht,
um etwas zu beschaffen. Auch der Schein der Gemeinschaft in der Drogenszene täuscht, hat Ekke ihm verraten.
„Solange jeder genug Stoff hat, helfen sie sich gegenseitig.
Sobald aber einer knapp ist, verrät er seine Kumpels für ein
paar Mark.“
In ihrer Not kratzen ganz Elende schon mal die Reste aus
den Fixerbestecken zusammen und spritzen sich die Brühe
mit allem Dreck und Blut der anderen. Auch Ekke ist nicht
gut zu sprechen, wenn er „einen Affen schiebt“, weil ihm
das Geld für den nächsten Schuss fehlt. Dann wirkt er
nervös und gehetzt, seine Hände zittern und er schwitzt am
ganzen Körper. Meistens pumpt Ekke dann Arne an, und
der hat anfangs auch häufig etwas herausgerückt. Aber als
ihm aufging, dass er von sei-
nem Taschengeld nie mehr
was sehen würde, wurde
er vorsichtig.

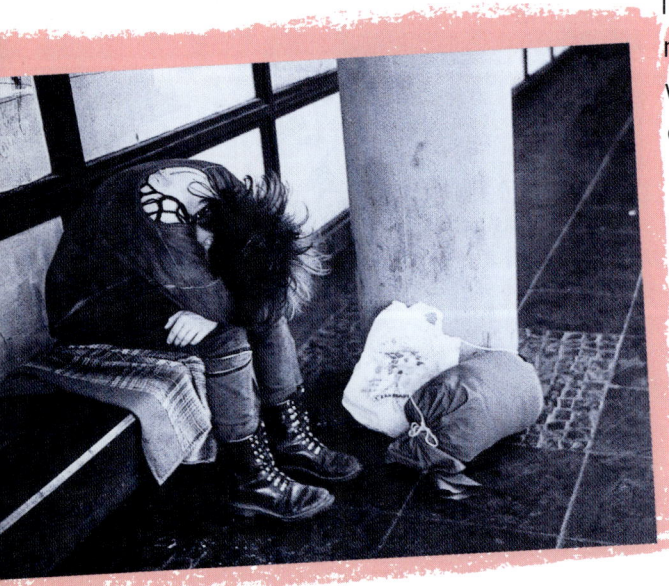

Manchmal findet Arne den
Fixer in irgendeiner Ecke der
Parkanlage oder zusammen-
gesunken auf einer der
Bänke, zugedrückt mit
Drogen bis zum Hals. In die-
sem Zustand erkennt ihn
Ekke nicht, sondern schaut
stumpf ins Leere und
reagiert auf keine Frage.

Drogenfreigabe als AUSWEG ?

Die Strafverfolgung der Drogenabhängigen konnte bislang die Beschaffungskriminalität und das Elend in der Drogen-szene nicht eindämmen. Im Gegenteil. Die Zahl der Ab-hängigen ist in den letzten Jahren weiter gestiegen, und durch die rigorose Strafverfolgung werden die Süchtigen noch stärker zu einem Leben am Rand der Gesellschaft gezwungen. Experten fordern deshalb seit längerem eine Wende in der Drogenpolitik. „Hilfe statt Bestrafung" soll Süchtige davor bewahren, unaufhaltsam in einen Strudel aus Krankheit und Elend zu versinken.

AIDS

Drogensüchtige leben mit einem hohen Gesundheitsrisiko. Groß ist die Ansteckungs-gefahr an bereits benutzten Spritzen mit allen Formen der Hepatitis, auch der unheil-baren Form C, sowie mit dem HIV-Erreger, der die Immunschwächekrankheit Aids (engl. Acquired Immune Deficiency Syndrome, etwa „erworbene Immunschwäche") auslöst. Noch häufiger ist eine Infektion auf dem so genannten „Drogenstrich", wo vor allem abhängige Frauen für ein paar Mark ihren Körper verkaufen. Die eigentliche Gefahr geht dabei von den Strichkunden aus, die auf ungeschütztem Geschlechtsverkehr bestehen. Sie übertragen die Krankheit damit gedankenlos auf die Menschen, mit denen sie zusammenleben.

UND SUCHT

Einen viel versprechenden Weg sehen die Fachleute in der kontrollierten Abgabe von Heroin an Schwerstabhängige unter der strengen Aufsicht von Ärzten. Damit könnten sich die Süchtigen aus dem Teufelskreis von Beschaffungsdruck, Diebstahl und Krankheit lösen und wären eher ansprechbar für Ausstiegshilfen. Vielleicht könnte Heroin sogar seine Faszination als verbotenes und deshalb interessantes Rauschmittel verlieren, wenn es wie ein Medikament zur Behand-lung Schwerkranker verwendet würde.

Vom freien Verkauf der Drogen, etwa im Supermarkt oder auch nur in der Apotheke, raten die Experten allerdings ab. Die Legalisierung, also die völlige Freigabe von Rauschgiften, würde ihre Gefährlichkeit verharmlosen. Die Süchtigen würden darüber hinaus nicht mehr den unangenehmen Druck durch die Polizeiverfolgung zu spüren bekommen und hätten so noch weniger Grund, über einen Ausstieg nachzudenken. Lediglich bei Haschisch ließe sich eine Ausnahme machen, da es bei allen Risiken bewusst genossen werden kann – wie die legalen Drogen Alkohol oder Nikotin eben auch.

Allerdings sollte das Rauschkraut nicht so offen wie Alkohol und Tabak angeboten werden dürfen. Es sollte sogar deutlicher als bisher auf die Suchtgefahr und die Gesundheitsschäden als Folge von einem Übermaß an Alkohol und Tabak hingewiesen werden.

Inzwischen denkt man auch in den Parteien darüber nach, wie man gegenüber den Suchtkranken duldsamer sein, aber unnachgiebiger gegen die Dealer vorgehen könnte.

Doch welche Linie die Politiker auch im Einzelnen vertreten, in einem sind sich fast alle einig: Auch durch neue Wege in der Drogenpolitik werden die Drogen nicht verschwinden und das Suchtproblem wird bleiben.

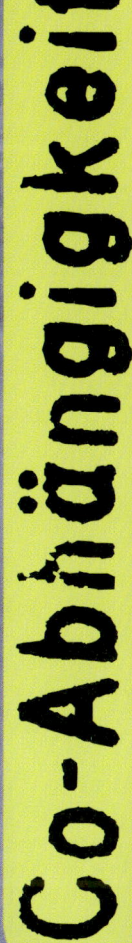

Co-Abhängigkeit

Die Angehörigen leiden zwangsläufig mit, wenn ein Familienmitglied süchtig wird. Sie opfern sich für den Abhängigen auf, unterstützen und fördern jedoch damit seine Sucht nur noch mehr.

Mitgefangene
der SUCHT

„Gehasst habe ich ihn", sagt Ilona bitter, als Arne ihr erzählt, dass er ihren Bruder Ekke getroffen hat. „Weil ich nicht verstehen konnte, warum er sich selbst kaputtmacht. Und weil ich ihm die Schuld gab, dass bei uns daheim immer miese Stimmung war."

Wenn Menschen in die Klauen einer Sucht geraten, sind sie nicht die Einzigen, die immer tiefer in den Strudel der Krankheit geraten. Zwangsläufig werden auch, wie Ekkes jüngere Schwester Ilona, die anderen Familienmitglieder und enge Freunde mitgerissen. Niemandem ist es schließlich egal, wenn sich der Vater zu Tode trinkt, die Mutter tablettensüchtig wird, der Bruder in den Kneipen nur noch die Spielautomaten füttert oder die Schwester Drogen nimmt. Im Gegenteil: Alle, die dem Süchtigen nahe stehen, leiden ebenfalls, weil sie miterleben müssen, wie er sich und seine Gesundheit ruiniert. Sie verzweifeln, weil jemand, den sie sehr gern haben, durch seine Krankheit plötzlich zu einem anderen Menschen wird. Das Zusammenleben mit einem Suchtkranken ist zudem äußerst anstrengend und nervenaufreibend. Er lässt sich zu Hause gehen und verunsichert alle mit seinen Launen. Unzuverlässigkeit, Wutanfälle und oft auch Gewaltausbrüche vergiften allmählich das Familienleben. Häufig kommen

HILFE
bei CO-ABHÄNGIGKEIT

🔴 Wenn es in deiner Familie Suchtprobleme gibt, scheue dich nicht, Leute deines Vertrauens anzusprechen und sie um Hilfe zu bitten.

🔴 Das kann ein Lehrer an deiner Schule sein, der Vertrauenslehrer oder der Schulpsychologe.

🔴 Auch alle Sucht-beratungsstellen, Psycho-sozialen Beratungsstellen oder Jugend- und Drogen-beratungsstellen helfen den Angehörigen von Sucht-kranken.

🔴 Oft ist es besser, Außenstehende als Ver-wandte um Rat zu fragen.

🔴 Dem Süchtigen nahe stehende Menschen mischen sich ungern in Familienangelegenheiten ein oder wollen ihm nicht „in den Rücken fallen".

noch Geldprobleme dazu, weil der Süchtige seine Arbeit verliert oder sich die Angehörigen nicht mehr voll für ihren Beruf einset-zen können.

Eltern, Ehepartner und Kin-der reiben sich auf im Kampf gegen die Sucht. Sie wollen helfen, werden aber immer wieder enttäuscht und vor den Kopf gestoßen. Alle Versuche, den Abhängi-gen von seinem Suchtmittel wegzubringen, sind von vornherein zum Scheitern verurteilt. Kein Süchtiger lässt sich durch Bitten, Drohungen oder Appelle dazu bringen, sein Leben zu ändern, sondern igelt sich immer noch mehr ein. Er weiß ja selbst, dass er etwas grundlegend Falsches macht, aber er kann auch nichts dagegen tun. Um sich nicht völlig als Versager fühlen zu müssen, sucht er die Schuld bei den anderen, vor allem bei denen, die ihm am nächsten stehen, weil die ihn angeblich nicht ver-stehen und unterstützen. Ohne es zu wollen, werden die Angehörigen zu Mit-

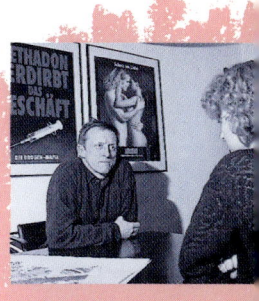

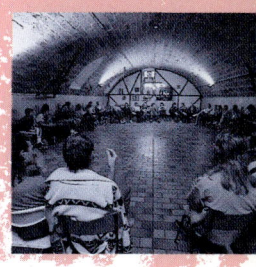

gefangenen der Sucht. Man sagt deshalb, dass Sucht eine Familienkrankheit ist, und nennt die einem Abhängigen nahe stehenden Menschen Co-Abhängige (von dem lat. con: mit), also Mit-Abhängige. Auch ihnen kann nur noch die Beratung und Unterstützung von außen helfen, damit die Familie wieder einen Ausweg aus ihrem Unglück findet.

Ich habe ihn angebettelt aufzuhören. Meistens hat er dann ganz ernsthaft versprochen, keine Spritze mehr anzurühren. Oder er hat beteuert: Nur noch ein letztes Mal. Wenn ich ihn beschimpft habe, ist er meistens gleich abgehauen. Oder er hat etwas von Spießerin gesagt und dass ich ihn doch nicht verstehe, weil ich es ja so gut hätte.

KATJA, 16 JAHRE

Hoffentlich erfährt KEINER was!

Viele Angehörige merken lange Zeit nicht, dass etwas mit dem Vater, der Mutter oder den Kindern nicht stimmt. Oft verschließen die Angehörigen aber auch bewusst ihre Augen vor den auffälligen Verhaltensweisen und merkwürdigen Wesensänderungen. Sie wollen die Wahrheit gar nicht wissen, weil sie mit ihr nicht umgehen könnten. So schieben sie Stimmungsschwankungen, plötzliche Wutausbrüche und Streitlust, übertriebene Wehleidigkeit, Zurückgezogenheit, Unruhe oder Niedergeschlagenheit ihres suchtkranken Familienmitglieds lieber auf harmlosere Ursachen wie Überarbeitung, Lebenskrisen oder Alterserscheinungen.

Merkzettel GEGEN Co-Abhängigkeit

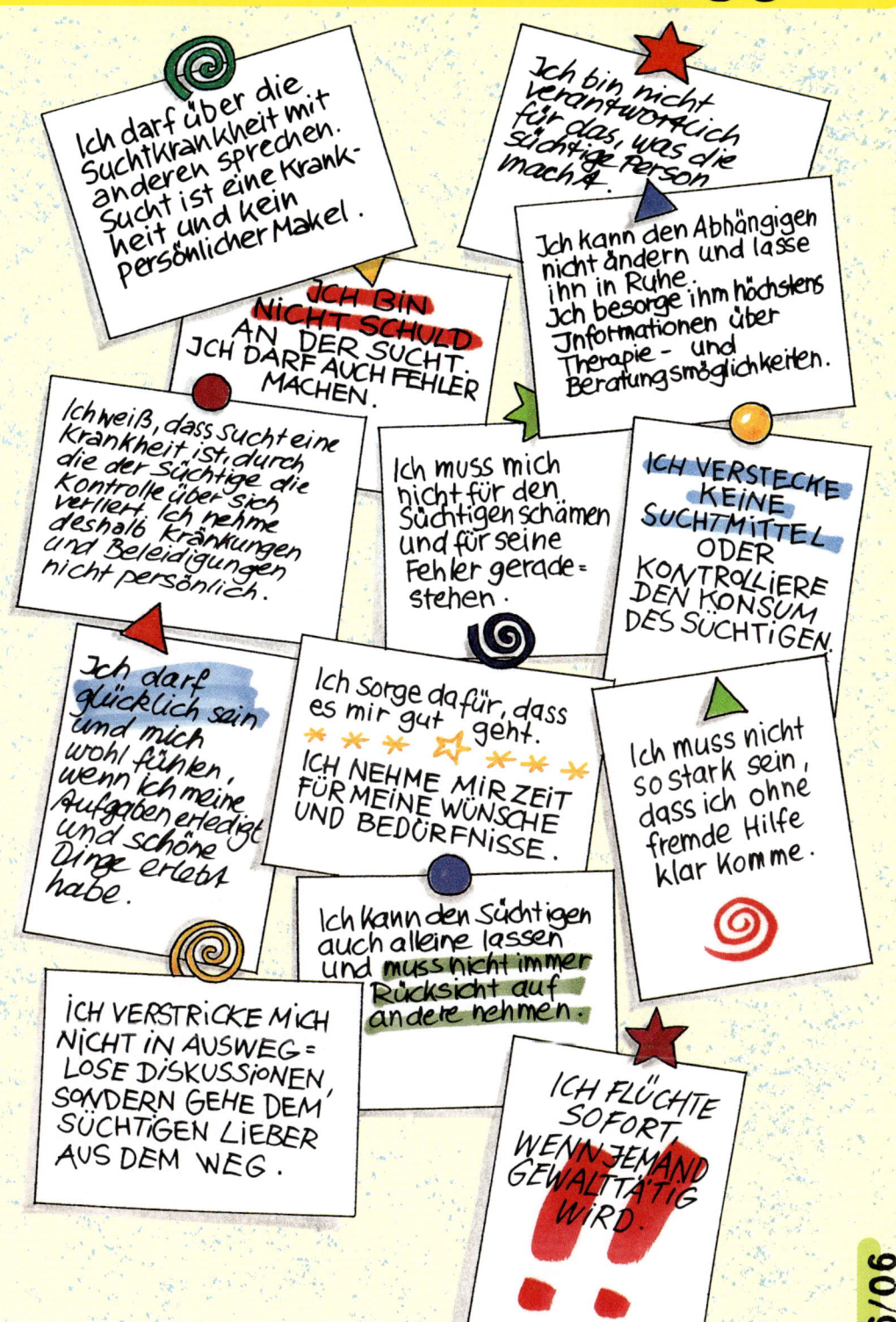

Ich darf über die Suchtkrankheit mit anderen sprechen. Sucht ist eine Krankheit und kein persönlicher Makel.

Ich bin nicht verantwortlich für das, was die süchtige Person macht.

ICH BIN NICHT SCHULD AN DER SUCHT. ICH DARF AUCH FEHLER MACHEN.

Ich kann den Abhängigen nicht ändern und lasse ihn in Ruhe. Ich besorge ihm höchstens Informationen über Therapie- und Beratungsmöglichkeiten.

Ich weiß, dass Sucht eine Krankheit ist, durch die der Süchtige die Kontrolle über sich verliert. Ich nehme deshalb Kränkungen und Beleidigungen nicht persönlich.

Ich muss mich nicht für den Süchtigen schämen und für seine Fehler gerade= stehen.

ICH VERSTECKE KEINE SUCHTMITTEL ODER KONTROLLIERE DEN KONSUM DES SÜCHTIGEN.

Ich darf glücklich sein und mich wohl fühlen, wenn ich meine Aufgaben erledigt und schöne Dinge erlebt habe.

Ich sorge dafür, dass es mir gut geht. ICH NEHME MIR ZEIT FÜR MEINE WÜNSCHE UND BEDÜRFNISSE.

Ich muss nicht so stark sein, dass ich ohne fremde Hilfe klar komme.

Ich kann den Süchtigen auch alleine lassen und muss nicht immer Rücksicht auf andere nehmen.

ICH VERSTRICKE MICH NICHT IN AUSWEG= LOSE DISKUSSIONEN, SONDERN GEHE DEM SÜCHTIGEN LIEBER AUS DEM WEG.

ICH FLÜCHTE SOFORT, WENN JEMAND GEWALTTÄTIG WIRD.

SUCHT

Co-Abhängigkeit

Vor allem fürchten sie sich vor dem Gerede der anderen Leute, da Trinker, Fixer und sogar Spieler oder Esssüchtige noch immer als Versager und haltlose Schwächlinge gelten. Damit werden die Angehörigen zu regelrechten Komplizen des Suchtkranken und decken ihn nach außen. Sie entschuldigen ihn in der Schule oder beim Arbeitgeber, zahlen seine Schulden und spielen Auffälligkeiten in der Öffentlichkeit herunter.

Auf Dauer wird es immer schwieriger, die Wahrheit zu leugnen, Ausreden zu erfinden und mit Notlügen zu leben. Die Familie schottet sich deshalb immer stärker von der Außenwelt ab. Freunde und Bekannte, die den eigentlichen Grund für diesen seltsamen Rückzug nicht kennen, melden sich nicht mehr. Die Suchtfamilie ist schließlich mit all ihren Schwierigkeiten und Sorgen ganz auf sich allein gestellt.

NARBEN FÜR DAS GANZE LEBEN

Kinder, die in einer Suchtfamilie aufwachsen, fühlen sich zu Hause nicht geborgen, sondern erleben, wie ihre Eltern streiten und sich schlagen. Sie müssen ständig auf der Hut sein, um nicht zum Anlass für Wutausbrüche oder für den Griff zur Droge zu werden. Sie kennen kein Vertrauen und sind allein mit ihren Ängsten, Fragen und Verwirrungen. Oft müssen sie als Sündenböcke für die familiären Schwierigkeiten herhalten. Um die Belastungen in der Familie auszuhalten, unterdrücken sie ihre wahren Gefühle und lassen ihre Ängste nicht nach außen dringen. Sie haben Gewissensbisse, weil sie sich für ihre Eltern schämen oder sie sogar verachten. Sie versorgen die Geschwister, halten die Wohnung sauber und treffen viele Entscheidungen selbst. Kinder aus Suchtfamilien haben Angst vor Nähe, weil sie immer befürchten müssen, wieder enttäuscht zu werden. Sie werden zudem leicht selbst abhängig. So ergab eine Umfrage, dass über die Hälfte aller Alkoholiker in einer Alkoholikerfamilie aufgewachsen ist. Über 60 Prozent der Frauen, die mit einem Suchtkranken zusammenleben, hatten einen alkoholabhängigen Vater. Sie wählten sich genau diesen Partner, weil ihnen sein Verhalten vertraut ist und weil für sie Zuneigung und Liebe bedeutet, sich aufopferungsvoll um jemanden zu kümmern.

SÜCHTIGE bestimmen ALLES

In einer Suchtfamilie dreht sich mit der Zeit alles nur noch um den Suchtkranken. Um ihm zu helfen, gehen die Angehörigen auf die Launen des Abhängigen ein, passen ihr Leben dem Süchtigen an und stellen eigene Interessen zurück. Mit der Zeit müssen die Angehörigen immer mehr Arbeiten und Aufgaben für den Süchtigen übernehmen. Sie räumen für ihn auf, nehmen seine Termine wahr, kümmern sich um sein Essen. Streit und Diskussionen mit dem Abhängigen, weil er sich immer mehr gehen lässt und verwahrlost, bringen nichts. Der Süchtige fühlt sich für sein Verhalten nicht verantwortlich oder verspricht Besserung, ohne dass sich etwas ändert.

„Ich habe seinen ganzen Dreck weggeräumt. Ich wollte nicht, dass meine Mutter wieder verzweifelt oder mein Vater ausflippt. Ekke hat sich nicht einmal bedankt. Ihm war es völlig egal, ob in seinem Zimmer Chaos herrschte oder nicht."

" Das Schlimmste war, dass ich mit niemandem darüber sprechen konnte. Meine Eltern wollten nicht, dass die Nachbarn oder die Lehrer etwas mitkriegen. Es war ihnen peinlich, dass ausgerechnet ihr Sohn ein Junkie ist. Dabei haben es damals längst schon alle gewusst. **"** LUKAS, 18 JAHRE

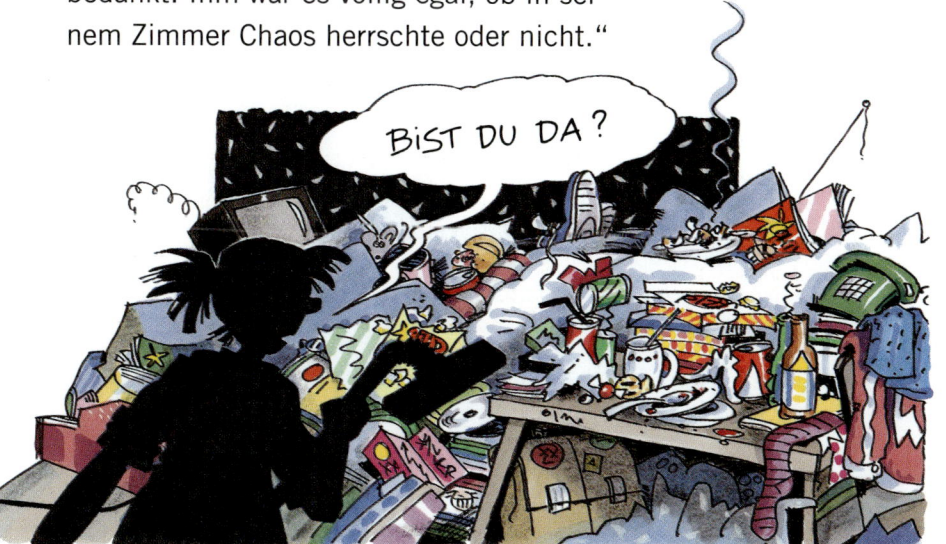

BIST DU DA?

Die Sorge um den Suchtkranken beherrscht schließlich das ganze Denken der Angehörigen. Wie ist er gerade drauf? Wo mag er wieder stecken? Ist ihm etwas passiert? Die Konzentration auf die eigenen Verpflichtungen, auf Schulaufgaben, Freunde und das eigene Vergnügen lässt nach.

„Wir saßen oft vor dem Fernseher, bekamen aber gar nicht mit, was lief. Wir waren unruhig, weil wir nur daran dachten, was er wohl gerade wieder machte. Voller Angst erwarteten wir, dass die Polizei anruft, weil sie ihn wieder mal irgendwo aufgegriffen haben oder weil er etwas gedreht hat, um sich Drogen kaufen zu können."

Die Familienmitglieder nehmen all diese Strapazen auf sich, weil sie sich mitverantwortlich für das Leid ihres Angehörigen fühlen. Die Eltern machen sich Vorwürfe, weil sie vielleicht nicht verständnisvoll genug waren oder Fehler in der Erziehung gemacht haben.

Weil Eltern und Geschwister keinen anderen Ausweg sehen, tun sie alles für den Süchtigen. Sie sorgen sogar dafür, dass

Mit abhängig

In Deutschland leben etwa 2,5 Millionen Alkoholkranke, die behandlungsbedürftig sind. Das bedeutet, dass in etwa jeder zehnten Familie ein Alkoholiker lebt und dass zwischen fünf und acht Millionen Ehepartner, Kinder oder Verwandte von der Trinksucht dieser Menschen betroffen sind. Rechnet man zudem mit rund 300 000 Konsumenten harter Drogen und 800 000 Medikamentensüchtigen, so haben noch einmal rund zwei bis drei Millionen Menschen mit einer Suchtkrankheit zu tun.

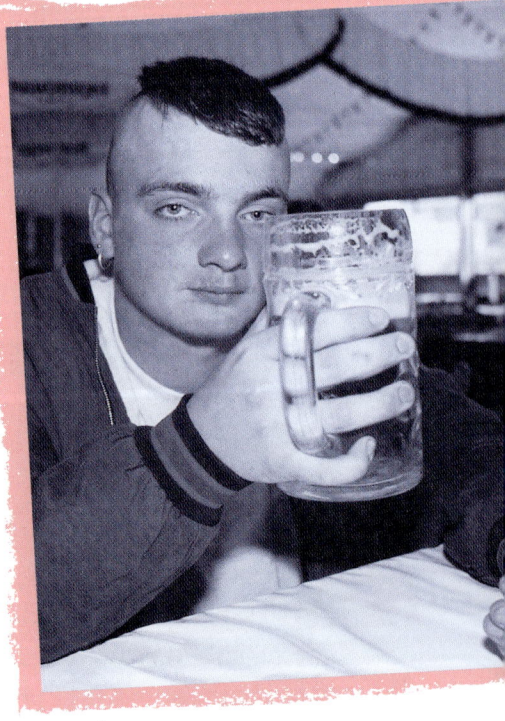

er seine Sucht befriedigen kann. Sie bringen ihm Schnaps und Medikamente, geben dem Spielsüchtigen Geld oder bekochen den Esssüchtigen. Manche Angehörigen holen in ihrer Verzweiflung selbst das Rauschgift beim Dealer und schützen den Abhängigen durch falsche Alibis, wenn er etwas verbrochen hat. Mit ihrer gut gemeinten Hilfe erreichen die Angehörigen aber genau das Gegenteil. Sie ermöglichen es dem Kranken, mit seiner Sucht zu leben, und fördern sogar seine Abhängigkeit, weil sie ihm unangenehme und peinliche Situationen ersparen. Solange sich alle um den Süchtigen kümmern und ihm das Leben erleichtern, hat er natürlich keinen Grund, sein Verhalten zu ändern.

GEFÜHLEfahren Achterbahn

Sorgen, Ärger und Trauer gehören ebenso zum Leben wie Spaß und Ausgelassenheit. Jeder hat deshalb das Recht, auch miese Gefühle zu zeigen. Denn wenn du Wut, Liebeskummer, Angst und Neid unterdrückst oder mit Drogen betäubst, wirst du auf Dauer seelisch und körperlich krank.

HILFE durch NICHT-Hilfe

Viele der Mitbetroffenen merken lange nicht, dass sie selbst schon auf das Suchtkarussell aufgesprungen sind, das sich immer schneller zu drehen beginnt. Sie geraten in einen verwirrenden Wirbel aus Liebe und Hass, Verachtung und Mitleid, Hoffnungslosigkeit und Vertrauen. Der ständige Kampf gegen die Sucht und die zermürbenden Auseinandersetzungen mit dem Abhängigen bringen sie körperlich und seelisch so weit, dass sie selbst krank werden. Nur wenn sie sich strikt weigern, alle Aufgaben und Verantwortungen des Suchtkranken zu übernehmen, können wenigstens sie erst mal wieder zu Kräften kommen.

Die Familienmitglieder gewinnen so den nötigen Abstand zum Süchtigen zurück, für den man ohnehin oft nichts anderes tun kann, als immer wieder auf offizielle Hilfsangebote hinzuweisen und dazu die nötigen Informationen zu besorgen.

Hilfe durch Nicht-Hilfe nennt man das. Keiner lässt deshalb den Suchtkranken im Stich oder gibt ihn auf. Aber statt ihm ein Leben mit der Abhängigkeit zu erleichtern, zwingt man ihn, seine Krankheit mit all ihrer Härte am eigenen Leib zu spüren. Wenn dann der Leidensdruck beim Süchtigen immer größer wird, kann dies irgendwann das Bedürfnis bei ihm auslösen, selbst etwas zu ändern.

Die Angehörigen fühlen sich herzlos, wenn sie ihm ihre Hilfe versagen sollen, und halten es kaum aus, wenn der Süchtige ohne sie erst mal nicht zurechtkommt. Weil sie sich zudem schon sehr lange um die Angelegenheiten eines anderen gekümmert haben, sind viele es nicht mehr gewohnt, ihre eigenen Interessen in den Vordergrund zu stellen.

Suchtberater kümmern sich deshalb nicht nur um die Abhängigen, sondern zeigen auch seinen Angehörigen Wege aus der Co-Abhängigkeit. Ein weiterer entscheidender Schritt aus dem Gefängnis der Familienkrankheit Sucht ist es aber auch, die Mauer des Schweigens zu durchbrechen, sich anderen Menschen anzuvertrauen und bei diesen Unterstützung zu holen.

> Wenn Vater betrunken ist, ist er ganz anders. Er wird dann unberechenbar, schlägt uns und brüllt grundlos rum. Sonst kann er keiner Fliege etwas zuleide tun.
> David, 15 Jahre

Süchtige haben nur dann eine Chance auf eine Heilung von ihrer Krankheit, wenn sie lernen, völlig auf ihre Droge zu verzichten. Den langen und beschwerlichen Weg schaffen Suchtkranke nur, wenn sie selbst den festen Willen zur Veränderung haben.

Einmal SÜCHTIG – IMMER SÜCHTIG ?

Lautes Stimmengewirr und dichter Qualm empfangen Arne und Ekke in dem ehemaligen Tante-Emma-Laden, in dem sich das Drogencafé befindet. Der große, helle Raum wirkt einladend mit seinen Postern und Grünpflanzen. Eine ganze Menge Leute unterhält sich an einfachen Holztischen, während andere still und zusammengesunken in einer Ecke sitzen. „Ich kenne da einen Typen von der Suchtberatung", hatte Arne zu Ekke gesagt, „mit dem du mal reden könntest." Die Drogencafés sind keine Beratungsstellen, sondern Orte, an denen sich Süchtige treffen können. Junkies und Alkoholiker ruhen in den freundlichen Räumen aus, wärmen sich auf und reden miteinander. Sie können Essen und Getränke zum günstigen Selbstkostenpreis kaufen, duschen oder ihre Wäsche waschen. Manchmal kommt sogar ein Arzt hin, der Kranke dort untersucht und behandelt. Arne besorgt zwei Tassen Kaffee und setzt sich mit Ekke an einen freien Tisch. Er winkt zu Olaf hinüber, der an der Theke ziemlich heftig auf eine Frau einredet. Kurz darauf setzt sich der Suchtberater zu den beiden.

ICH HAB'S VOLL IM GRIFF !

STOOPP!

„Was treibt denn dich hierher?", fragt er Arne.

„Ich wollte Ekke euren Treff zeigen. Ich dachte, ihr könnt ihm vielleicht helfen."

Ekke macht erst einmal ein ziemlich abweisendes Gesicht. Aber Olaf versteht es geschickt, mit ihm ins Gespräch zu kommen. Tatsächlich taut Ekke langsam auf und erzählt in wenigen Worten von seinem Abgleiten in die Sucht und von den gescheiterten Ausstiegsversuchen. Olaf scheint dies alles nicht neu zu sein. Er kennt die Einrichtungen, in denen Ekke schon war, und er erklärt den beiden geduldig, welche Hilfsangebote es sonst noch für Süchtige gibt und welche Voraussetzungen für eine Therapie nötig sind.

„Bei all den Formalitäten dauert es Wochen oder vielleicht sogar Monate, bis jemand seine Behandlung beginnen kann", sagt Olaf. Arne ist enttäuscht. Er hatte erwartet, dass es viel schneller geht.

Beratungsstellen: helfen bei Problemen mit allen Arten von Sucht. In den Telefonbüchern findet man sie unter Suchtberatung, Beratungsstelle für Suchtkranke und Gefährdete, Drogenberatung, Jugend- und Drogenberatung, Psychosoziale Beratungs- und ambulante Behandlungsstelle für Suchtkranke und Gefährdete (PSB). In größeren Städten gibt es auch spezielle Hilfseinrichtungen für bestimmte Suchtkrankheiten. Auskunft hierüber gibt die Psychosoziale Beratungsstelle. Der Gang dorthin fällt Suchtkranken und auch deren Angehörigen ziemlich schwer. Schließlich bedeutet es das Eingeständnis, tatsächlich Probleme mit einer Sucht zu haben. Doch das Gespräch mit den verständnisvollen Experten wirkt in der Regel befreiend. Wie Ärzte sind Suchtberater zum Schweigen verpflichtet. Auch wenn es um illegale Drogen geht, erfährt die Polizei nichts davon. Nicht einmal vor Gericht müssen dazu Angaben gemacht werden.

Jugend- und Drogenberatungsstellen helfen Jugendlichen,
• die Ärger mit ihren Eltern, in der Schule, in der Lehre oder im Beruf haben.
• die sich in einer scheinbar aussichtslosen Lage befinden.
• die Probleme mit Drogen, Essstörungen oder andere Süchte haben.
• die keinen Sinn mehr im Leben sehen.
• die abhängige Angehörige haben.

Einfach AUFHÖREN wäre SCHÖN

Der Weg in die Sucht ist kurz, der Ausstieg dauert wesentlich länger. Viele Betroffene versuchen zunächst, allein gegen ihre Sucht anzugehen. Aber nur wenige schaffen das, und die auch nur, wenn sie den festen Willen dazu haben und die körperlichen Entzugserscheinungen nicht allzu schmerzhaft sind.

Der sicherste Weg zur Abstinenz führt daher von den Beratungsstellen für Suchtkranke über die Entgiftung und Entwöhnung in einer Fachklinik hin zum betreuten Wiedereinstieg in den Alltag. Bis ein Alkoholiker oder Rauschgiftsüchtiger ein wirklich suchtfreies Leben führen kann, vergehen oft zwei bis drei Jahre. Aber selbst dann ist die Sucht nicht einfach für immer und ewig verschwunden. Das eigentliche Problem, die seelische Abhängigkeit, bleibt ein Leben lang und kann nur zurückgedrängt werden, wenn es dem Alkoholiker, Heroinfixer oder Spieler gelingt, den Alltag ohne Rauschmittel zu meistern.

Selbsthilfegruppen: In Selbsthilfegruppen treffen sich Abhängige und ihre Angehörigen, um sich gegenseitig zu helfen und zu unterstützen. Die Gesprächskreise, ohne deren Gemeinschaft und gegenseitige Hilfe gerade in der Nachsorge eine wirksame Suchthilfe unmöglich wäre, gibt es für Alkohol-, Medikamenten- und Drogensüchtige sowie für Menschen mit Essproblemen und für Spieler. Es ist dabei egal, ob die Teilnehmer abstinent oder akut abhängig sind.

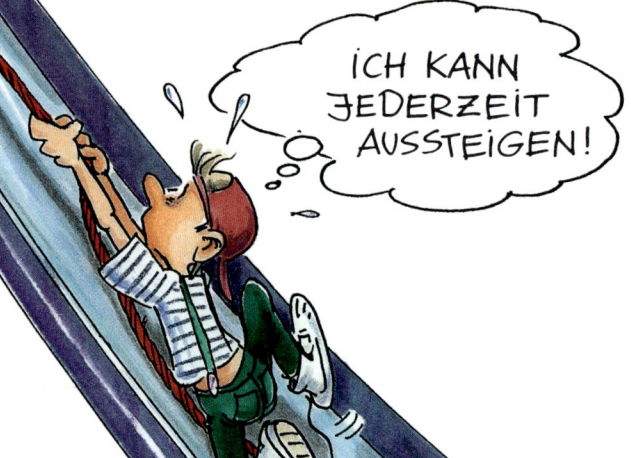

ICH KANN JEDERZEIT AUSSTEIGEN!

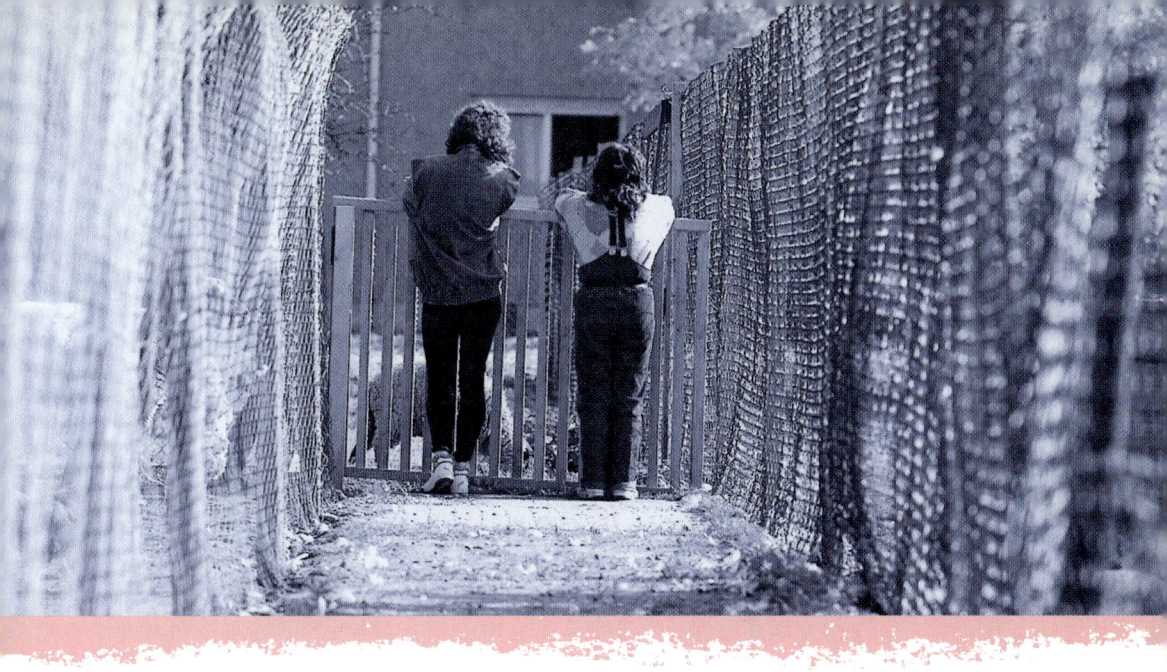

Die ersten Anlaufstellen für Hilfe suchende Suchtkranke,
aber auch für deren Angehörige, Freunde, Nachbarn oder
Arbeitgeber sind in der Regel örtliche Beratungsstellen. Die
Mitarbeiter, speziell ausgebildete und erfahrene Sozialarbei-
ter, Psychologen und Ärzte, informieren und beraten bei
allen Spielarten der Sucht. Sie kümmern sich zudem um
die Vermittlung geeigneter Behandlungsmaßnahmen in
Suchtkliniken oder in Entgiftungseinrichtungen. Meistens
bieten sie auch selbst ambulante Behandlungen für die
ganze Palette von Suchtkrankheiten an und
sind nach einer Therapie für die Betroffenen
da. Zunächst einmal stellen die Suchtberater jedoch fest, wie sie dem Ratsuchenden
helfen können. Sie müssen, oft in langen
persönlichen Gesprächen, herausfinden, wo
sein Problem liegt, welche Ursachen seine
Sucht hat – und vor allem auch, ob der
Betroffene denn wirklich bereit ist, sein Leben zu ändern.
Bis dann klar ist, was sich gegen die Sucht tun lässt und
welche Behandlungsmöglichkeiten sinnvoll sind, können
Wochen, vielleicht sogar Monate vergehen.

Abstinenz: Völliger Verzicht
auf ein Suchtmittel. Für den Suchtkranken ist das die einzige Chance,
von seiner Sucht loszukommen.
Ein Ex-Alkoholiker kann selbst
durch eine Schnapspraline oder
durch Weinsoße rückfällig werden.

THEMA SUCHT IN DER SCHULE

Eine gute Möglichkeit, mehr über das Thema Sucht zu erfahren, bietet eine Projektwoche in deiner Schule. Auch Lehrer sind dabei dankbar für Anregungen. Wie wäre es also, wenn du selbst die Initiative ergreifst und deinen Mitschülern vorschlägst, in den verschiedenen Unterrichtsfächern interessante Aspekte der Sucht und des Drogenmissbrauchs zu behandeln?
Wichtig ist, dass ihr das Thema in dieser Projektwoche nicht nur in eurer Klasse besprecht, sondern dass ihr die gesamte Schule sowie die Lehrer und Eltern mit einbezieht.

THEATER KABARETT MUSICAL VIDEOCLIP UND FILM ZUM THEMA SUCHT

BESUCH BEI DEN UMLIEGENDEN HILFSEINRICHTUNGEN

INFORMATIONS-VERANSTALTUNGEN für Lehrer und Eltern mit
* Experten der Beratungsstelle, Polizei und Ärzten.

MÖGLICHE THEMEN:
* „Sucht und Schule"
* „Aus normalen Familien kommen normale Suchtkranke."

GESUNDHEITS-WOCHE mit Infoveranstaltungen unterstützt durch die Krankenkassen

VORTRÄGE ÜBER VERSCHIEDENE SUCHTARTEN

DISKUSSIONS-RUNDEN mit Betroffenen

DISKUSSION »GENUSS & VERZICHT«

Achtung: Solche Aktionen dürfen sich nicht nur auf die Projektwoche beschränken, sondern sollten während des gesamten Schuljahres durchgeführt werden. Dazu können auch einzelne Aspekte der Sucht immer wieder in den Unterrichtsfächern aufgegriffen werden.

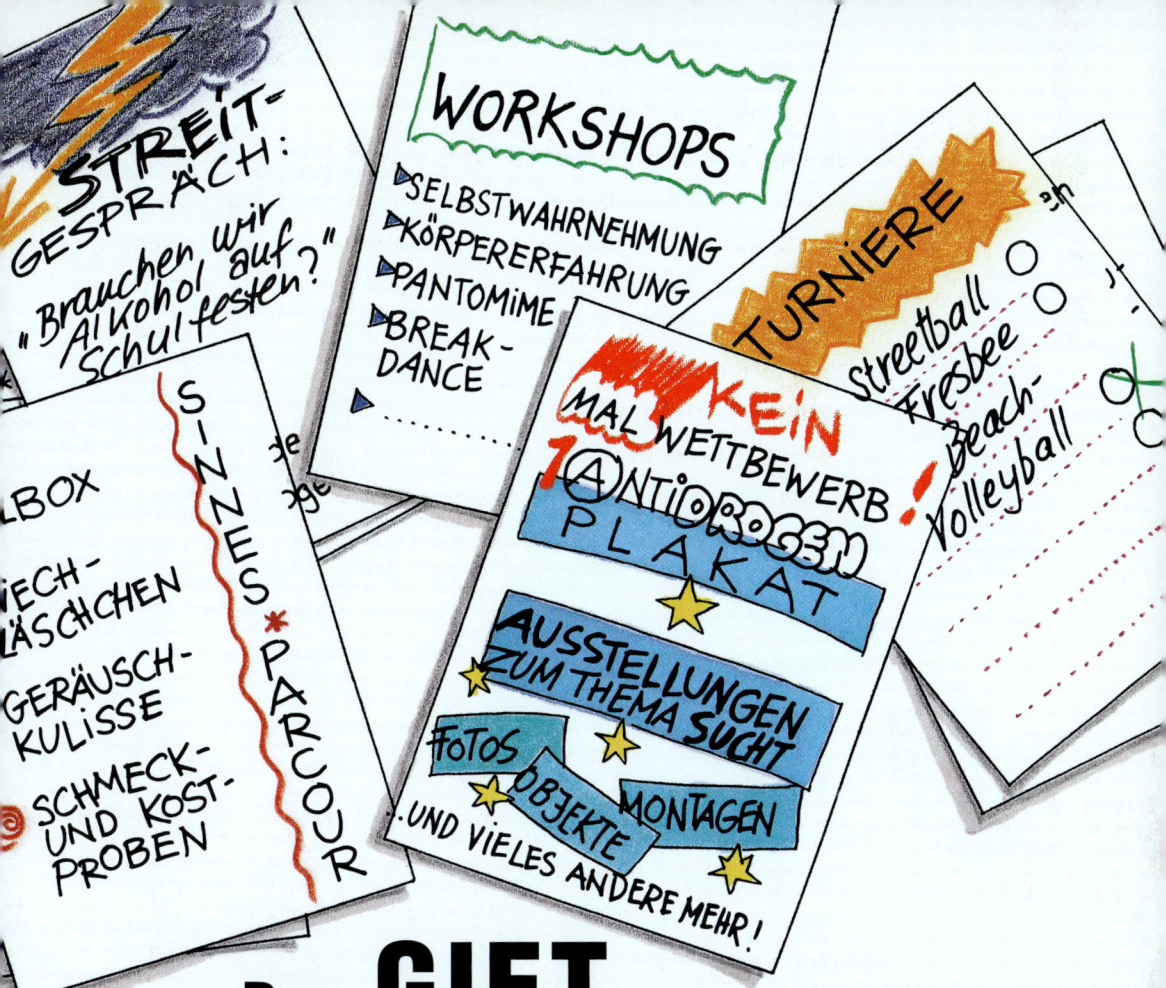

Das GIFT MUSS aus dem Körper

Um von ihrem Suchtmittel loszukommen, müssen Alkoholiker, Tablettensüchtige und Drogenkonsumenten zunächst ihre körperliche Abhängigkeit bekämpfen. Ein wesentlicher Schritt auf dem Weg zur Heilung ist für sie die Entgiftung. Ihr Organismus, der sich an den regelmäßig eingenommenen Stoff gewöhnt hat, muss dabei erst wieder lernen, ohne Drogen auszukommen und normal zu funktionieren. Dieser körperliche Entzug geschieht am besten in Krankenhäusern und speziellen Entgiftungsstationen. In diesem geschützten Rahmen fällt ihnen der Verzicht auf das Suchtmittel wesentlich leichter als in ihrer gewohnten Umgebung. Suchtkranke brauchen vor allem aber auch ärztliche

Betreuung und Behandlung, um die schmerzhaften und gefährlichen Folgen der Entgiftung zu überstehen. Denn sie werden nicht nur von Gliederschmerzen, Schlafstörungen und Krampfanfällen gequält. Im schlimmsten Fall können die Entzugserscheinungen auch tödlich sein.

Allein mit der körperlichen Entgiftung ist allerdings noch nicht viel erreicht. Deshalb werden die Patienten noch in vielen Entgiftungsstationen mit so genannten Motivationsprogrammen, die in der Regel vier Wochen dauern, auf die seelische Entwöhnung in einer nachfolgenden Therapie draußen vorbereitet.

Entwöhnung: Bei der Entwöhnung behandelt ein Psychologe oder Arzt die seelische Abhängigkeit des Suchtkranken. Diese Heilverfahren oder Therapien werden bei der so genannten stationären Maßnahme in einer speziellen Suchtfachklinik oder ambulant in einer Beratungsstelle durchgeführt, die der Patient regelmäßig aufsucht.

Entgiftung: Bei der Entgiftung wird die körperliche Abhängigkeit behandelt. Die dabei auftretenden Entzugserscheinungen können lebensbedrohlich sein, deshalb werden die Suchtkranken in der Regel in einer Fachklinik entgiftet.

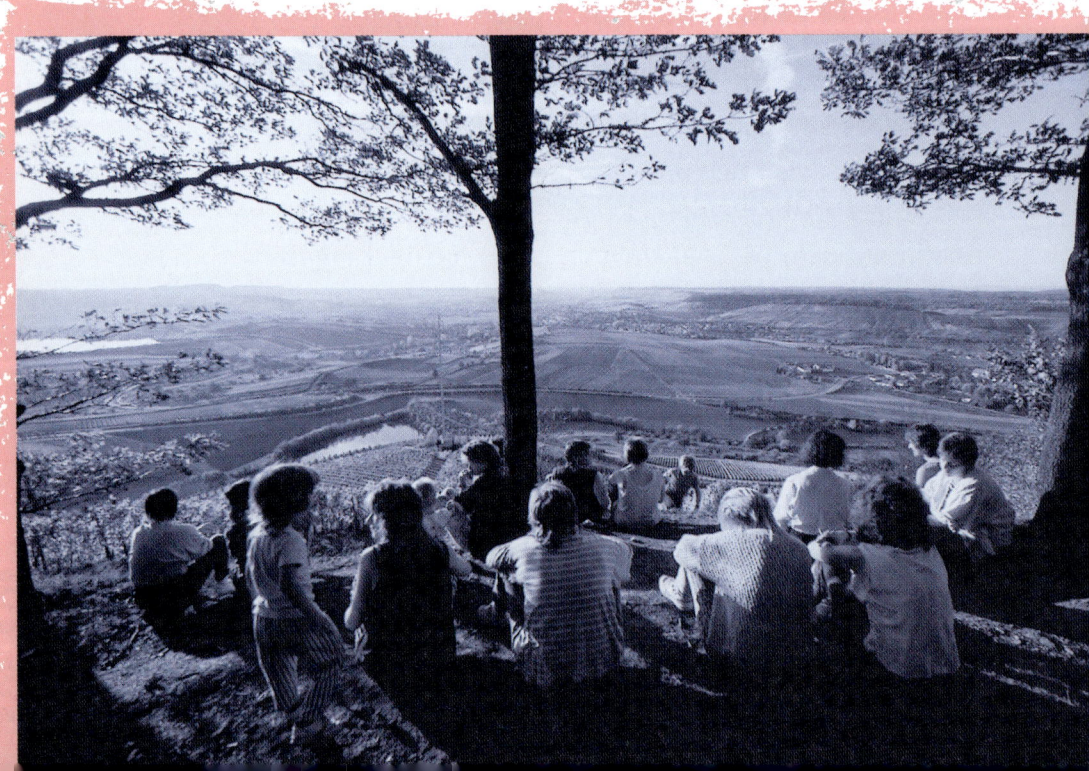

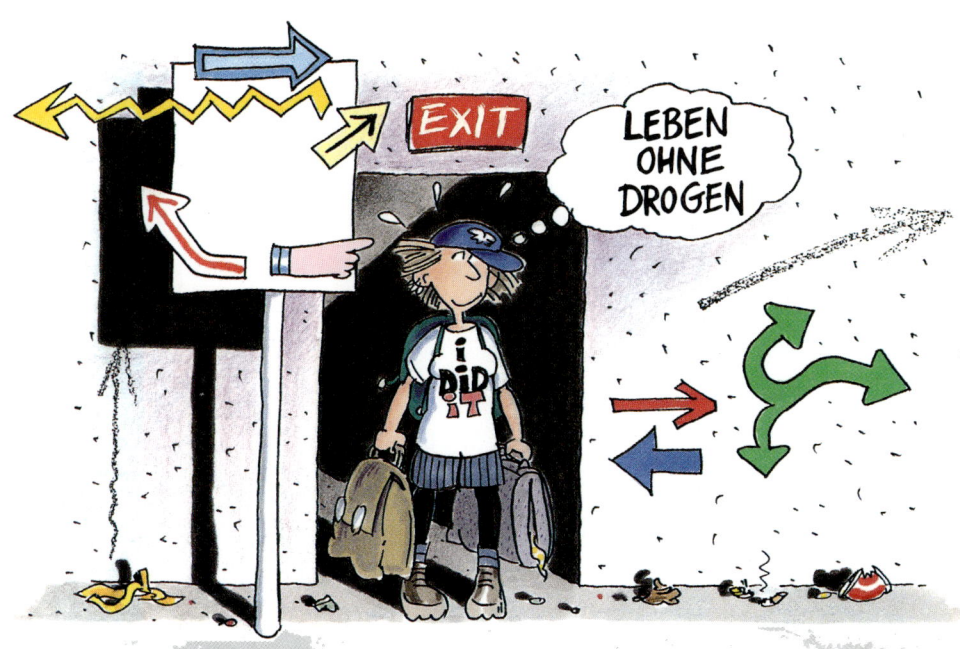

ENTWÖHNUNG –
Die Behandlung der SEELE

In der Therapie gilt es herauszufinden, was beim Betroffenen hinter der Sucht steckt. Das ist nicht leicht. Und zwar nicht nur, weil es immer mehrere Auslöser für den Griff zur Droge gibt, sondern vor allem deshalb, weil die Ursachen dafür oft weit zurück in der Vergangenheit verborgen liegen. Vielen Menschen fällt es zudem nicht leicht, über ihre seelischen Probleme zu reden. Sie werden ja nun ganz massiv mit all den unangenehmen Fragen konfrontiert, denen sie bisher im Rausch aus dem Weg gehen wollten.

So wird die Therapie zu einer harten und bisweilen langen Auseinandersetzung mit der eigenen Person.

Auch nach ihrem Klinikaufenthalt sind die entwöhnten Männer und Frauen längst nicht geheilt. Der Weg aus der Obhut der Klinik zurück in den Alltag ist hart und voller Gefahren. Zu Hause kommt der Ex-Abhängige nicht nur wieder leicht an sein Suchtmittel heran. In der Familie und bei der Arbeit warten oft auch noch die alten Probleme. Angehörige, Freunde und Kollegen wissen häufig nicht so recht, wie sie sich gegenüber dem nun Abstinenten verhalten sollen.

Der Rückfall scheint also vorprogrammiert, wenn der ehemals Abhängige daheim wieder wie früher mit Arbeitslosigkeit, der Verschuldung aus alten Drogenzeiten oder Misstrauen und Ablehnung von allen Seiten konfrontiert wird. Die unverändert schlechten Umstände sorgen nur allzu leicht dafür, dass der Ex-Trinker bald wieder an der Flasche hängt oder der Fixer sich einen Schuss besorgt.

Nachsorge: Unterstützung der Suchtkranken nach einer Entwöhnung. In erster Linie stärken Selbsthilfegruppen den Betroffenen den Rücken und helfen ihnen, sich wieder im Alltag zurechtzufinden. Auch spezielle Nachsorgeeinrichtungen kümmern sich um die Abhängigen, indem sie bei der Wohnungs- oder Arbeitssuche helfen und für die familiären oder persönlichen Sorgen ein offenes Ohr haben.

Die besten Aussichten auf ein weiteres Leben ohne Drogen haben die Entwöhnten, wenn sie nach ihrer Rückkehr in die alte Umgebung mit ihren Problemen und Alltagssorgen nicht allein gelassen werden. Die Beratungsstellen übernehmen deshalb auch die therapeutische Nachsorge und stehen ihnen in schwierigen Angelegenheiten wie der Arbeitsplatzsuche oder der Auseinandersetzung mit Behörden zur Seite. Der Übergang zum selbstständigen Leben wird zudem in betreuten Wohngemeinschaften mit anderen Leidensgenossen erleichtert. Ausstiegswillige finden aber auch in den zahlreichen Selbsthilfegruppen Unterstützung, in denen sich behandelte Suchtkranke oder deren Angehörige treffen. In diesen Gesprächsrunden mit Gleichgesinnten fällt es den die Betroffenen leichter, offen über ihre Schwierigkeiten und Sorgen zu reden.

SUBSTITUTION –
Ersatz, aber nicht Heilung

Gegen die Sucht ist kein Kraut gewachsen. Auch alle Versuche, diese Krankheit mit Tabletten oder anderen Heilmitteln zu kurieren, können nicht gelingen. An ihre seelischen Ursachen kommt kein chemisches Präparat heran.

Doch immer wieder werden bestimmte Mittel als Wunderwaffen gegen Abhängigkeit und all ihre Begleiterscheinungen wie Krankheit und Kriminalität gepriesen. Meistens handelt es sich dabei um so genannte Ersatzstoffe, die völlig zu Unrecht als „Medikamente gegen die Sucht" bezeichnet werden. Diese Mittel dienen lediglich der „Substitution", das heißt sie ersetzen nur die eigentliche, meist illegale Droge. Sie nehmen dem Suchtkranken zwar vorübergehend den Hunger auf seine Droge, dämmen aber nicht grundsätzlich seine körperliche und seelische Abhängigkeit ein.

Das bekannteste Substitutionsmittel ist Methadon. Schwer Heroinsüchtige bekommen es zu trinken, weil dadurch für sie die Einnahme des in diesem Stadium unverzichtbaren Rauschmittels mit weniger Risiko verbunden ist, als wenn sie sich immer wieder eine Spritze setzen müssten. Ein weiterer wesentlicher Vorteil von Methadon: Es wird vom Körper nur langsam abgebaut und wirkt daher länger als Heroin. Eine Dosis reicht für einen ganzen Tag, während Heroin mehrmals täglich genommen werden muss. Allerdings dauert auch der Entzug von Methadon länger.

Methadon und Kodein: Methadon (in Deutschland auch Polamidon) und Kodein sind Opiate mit ähnlicher Zusammensetzung wie Heroin oder Morphium Beide Stoffe werden als Substitutionsmittel für Heroinsüchtige verwendet. Methadon und Kodein sorgen nicht für den Kick wie das Heroin. Häufig schlucken und spritzen die Patienten deshalb andere Drogen wie Kokain oder Aufputschmittel.

Substitution: Bei der Substitution (lat. substituere: an die Stelle setzen) wird ein Suchtmittel durch ein Medikament ersetzt. Dieser neue Stoff heilt allerdings nicht die Abhängigkeit. Er soll aber die schädlichen Folgen eines Rauschgifts wie Krankheit oder Beschaffungsdruck ausschalten, damit sich die Suchtkranken einer Behandlung unterziehen können.

Auch mit Kodein wird substituiert. Seine Wirkung verpufft jedoch ziemlich schnell, deshalb müssen die Patienten zur Auffrischung mehrmals täglich zum Arzt. Oder man händigt ihnen eine Tagesration aus. Ob sie dann allerdings den anregenden Stoff regelmäßig nehmen, ihn vergessen oder vielleicht sogar weiterverkaufen, lässt sich dabei nicht kontrollieren.

Die Aufnahme eines schwer Suchtkranken in das Methadon-Programm ist in den letzten Jahren zusehends leichter geworden. Es gibt aber immer noch bestimmte Kriterien, die erfüllt sein müssen: In der Regel wird nur zugelassen, wer stark heroinabhängig ist und schon mehrere Therapieversuche hinter sich hat. Auch seelische und soziale Gründe sprechen heute immer mehr dafür, Süchtige mit Methadon zu behandeln.

Rückfall: Rückfällig wird, wer trotz festem Vorsatz zur Abstinenz wieder zu einem Suchtmittel greift. Am häufigsten werden Abhängige rückfällig, wenn die seelischen Ursachen der Sucht nicht genügend behandelt wurde. Ein Rückfall ist allerdings noch keine Katastrophe, wenn die Betroffenen und ihre Angehörigen sofort Hilfe bei ihrem Betreuer holen.

Gegner der Substitution stören sich daran, dass mit Ersatzdrogen das Grundübel Sucht nicht wirklich an der Wurzel bekämpft, sondern nur das Rauschgift durch einen anderen Stoff ersetzt wird. Doch Mittel wie Methadon sind eine wichtige Ergänzung der bisherigen Behandlungsangebote. Ihr Einsatz kann helfen, mit schwer Abhängigen überhaupt ins Gespräch zu kommen oder die Zeit bis zum Beginn einer Therapie zu überbrücken.

Substitutionsmittel haben allerdings nur dann einen Sinn, wenn sie unter ärztlicher Kontrolle und parallel zur Betreuung durch eine Beratungsstelle eingesetzt werden. Und sie ersparen dem Suchtkranken sicher auch nicht den mühsamen Weg der Entgiftung und Entwöhnung unter Anleitung fachkundiger Helfer anschließend in der Klinik.

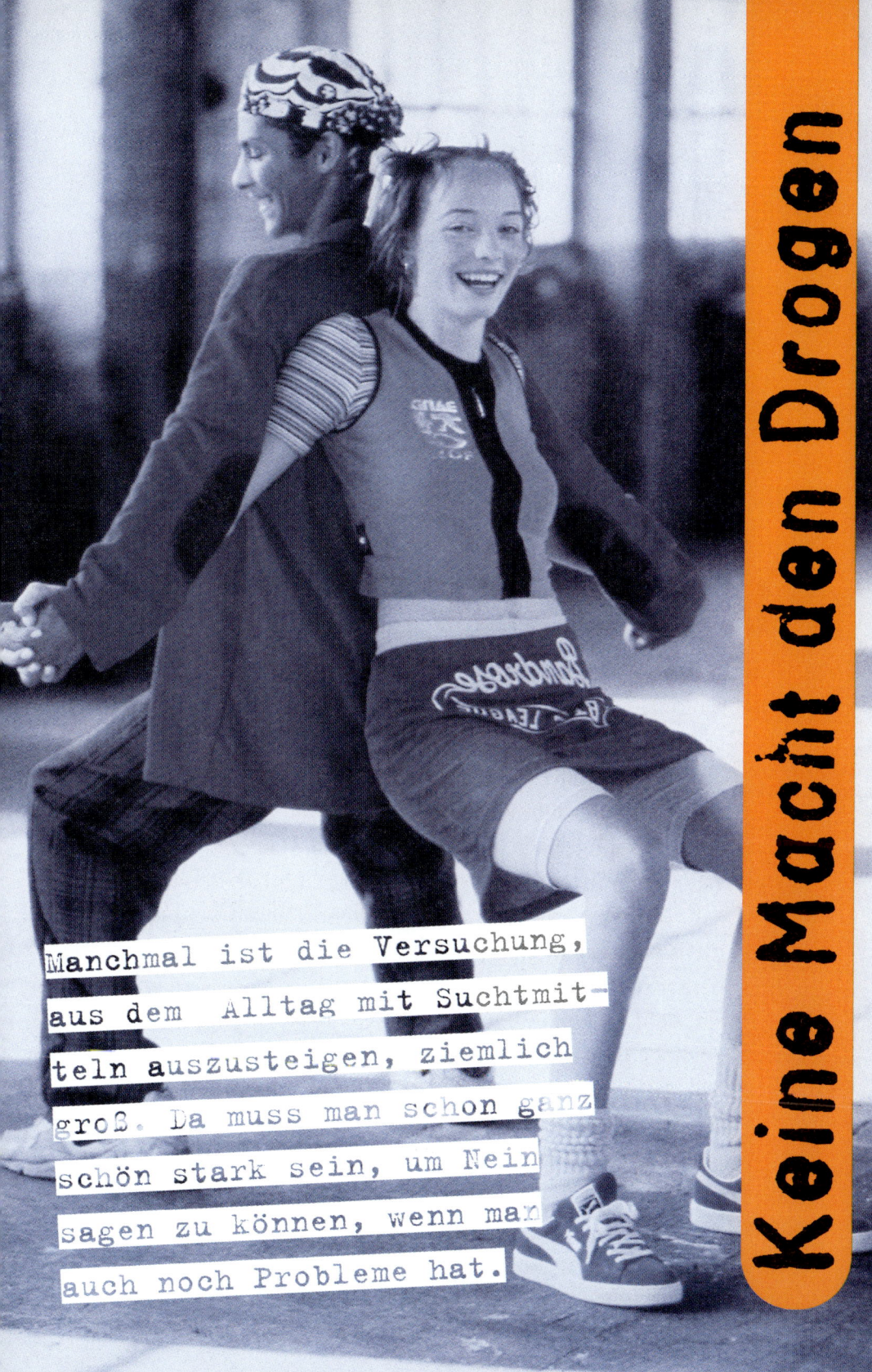

Manchmal ist die Versuchung, aus dem Alltag mit Suchtmitteln auszusteigen, ziemlich groß. Da muss man schon ganz schön stark sein, um Nein sagen zu können, wenn man auch noch Probleme hat.

Keine Macht den Drogen

LEBEN LOHNT sich

Süchtig wird man schnell, das Aufhören dagegen fällt unendlich schwer. Am besten lässt man sich also auf keine riskanten Experimente ein und fängt gar nicht erst an, sein Wohlbefinden mit Suchtmitteln steuern zu wollen.

Wer Drogen nimmt, will unangenehme Stimmungen ausblenden und sich in schöne Traumwelten verziehen. Doch das kurze Glück im Rausch dauert nur so lange, wie das Suchtmittel wirkt. Dann kehrt der Alltag unerbittlich wieder, oft noch schlimmer als zuvor oder sogar mit unerträglichen Entzugsschmerzen.

LERNEN NEIN zu sagen

Jeder Mensch ist für sein eigenes Tun verantwortlich. Jeder muss seine Grenzen kennen lernen und wissen, was ihm schadet. Nur dann kann er rechtzeitig Nein sagen, wenn ihm Gefahr droht. Das gilt auch in Hinblick auf Rauschgift und andere Suchtmittel. Wer in Versuchung gerät, zu Drogen zu greifen, sollte sich im Klaren darüber sein, dass der versprochene Glückstrip in einem tödlichen Absturz enden kann. Dann werden abhängig machende Stoffe wohl gar nicht mehr so leicht Macht über ihn bekommen. Insbesondere von harten Drogen sollte man die Finger lassen, weil sie nicht kontrollierbar sind.

Und doch muss keiner immer allen Versuchungen widerstehen, auf jeden Genuss verzichten. Gegen gelegentliches Fernsehen, ein Glas Rotwein zu einem schönen Abendessen oder mal Süßigkeiten zwischendurch ist im Prinzip nichts einzuwenden. Und natürlich kann man einfach auch mal schwach werden, weil man eine leckere Torte sieht, seine Geschicklichkeit an einem spannenden Computerspiel ausprobieren will oder von einem Freund eine Zigarette angeboten bekommt.

Es ist mit Sicherheit nicht weiter tragisch, wenn diese „kleinen Freuden" in Maßen genossen werden. Aber alle inneren Alarmglocken sollten bei denen klingeln, die immer wieder vor dem Fernseher versacken oder Unmengen Süßigkeiten in sich hineinschlingen. Warum nur benutzen sie in bestimmten Augenblicken immer die gleichen Fluchtmittel?

Machen sie etwas, nur weil es die anderen so wollen, weil sie sich sonst langweilen würden oder weil sie anders kein Wohlbefinden mehr erleben können?

Nichts gedankenlos konsumieren, heißt also die Devise. Mit der Zeit verliert sonst auch all das, was man gelegentlich genießt, seinen Reiz. Eine Dauerberieselung durch Funk und Fernsehen etwa, ständiges Naschen, zwanghafte Kaufwut – das führt doch nur dazu, dass man Alltagsfreuden nicht mehr lustvoll erleben kann.

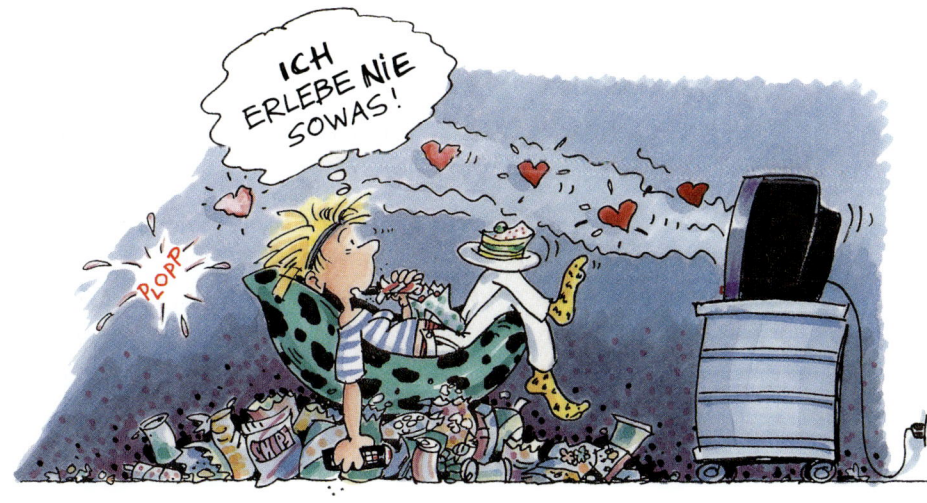

GLÜCK kann man NICHT kaufen

Wir leben in einer Welt, in der man alles haben kann: Schönheit, Erfolg, Beliebtheit – man muss nur das richtige Outfit, das neuste Duschgel oder eine bestimmte Zigarette kaufen (sagt die Werbung). Gesundheit gibt es rezeptfrei in der Apotheke, Abenteuer kann man im Reisebüro buchen und Unterhaltung löst man an der Kinokasse. Geld, Ruhm, Macht und Erfolg können das Leben angenehmer machen. Aber man muss sich deshalb nicht unbedingt glücklicher fühlen. Boris Becker hat schon als Zwanzigjähriger erreicht, was andere sich ihr Leben lang erträumen, und sagt doch: „Ich habe Geld, ich bin berühmt. Ich kann mir alles leisten. Nur, und darauf kommt man erst später und wenn man alles genossen hat, man hat doch nicht das erreicht, um was es im Leben wirklich geht. Nämlich um etwas, was bleibt: Liebe und Freundschaft. Dass man sich selbst treu bleibt. Das ist die Gefahr für die meisten, die alles haben. Sie stellen plötzlich fest, dass es nichts ist. Und sie nehmen dann oft Drogen." Suchtmittel sollen etwas liefern, was ohne sie anscheinend nicht oder nur mühsam zu bekommen ist – das schnelle Glück, ein rauschhaftes Wohlbefinden, den Duft von Abenteuer, die Zugehörigkeit zu einer Clique oder eine Reise in schöne Traumwelten.

SUCHT!

GEWOHNUNG

GEWOHNHEIT

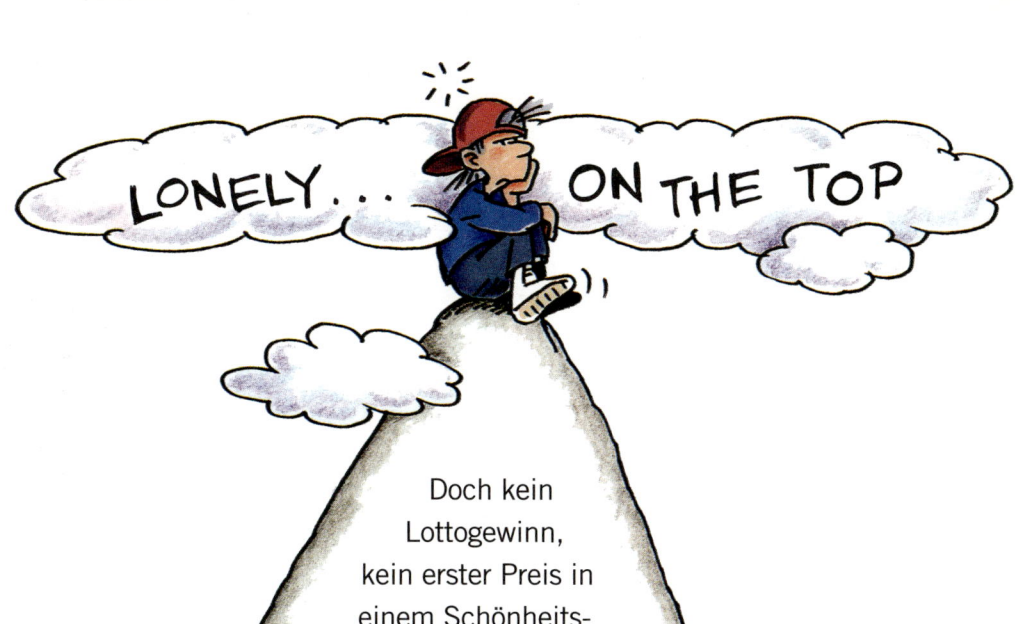

LONELY... ON THE TOP

Doch kein
Lottogewinn,
kein erster Preis in
einem Schönheits-
wettbewerb und keine
Drogen schaffen echte
Zufriedenheit. Ob wir uns
wohl fühlen, hängt allein davon
ab, ob wir mit unserer Umwelt im
Einklang stehen. Das ist dann der
Fall, wenn wir Geborgenheit und Unterstützung finden, zum Beispiel in der
Familie oder im Freundeskreis. Sobald wir
nur mit unseren Stärken und Schwächen
irgendwo gut aufgehoben sind, aber auch wenn
wir fühlen, dass andere uns brauchen, können wir
Schwierigkeiten leichter ertragen, ohne uns selbst
dabei zu überfordern.
So mancher, der sich in einem Sportverein betätigt, ist
deshalb ausgeglichener als einer, der seine Freizeit allein
vor dem Fernseher oder dem Glücksautomaten verbringt. Der
Sportsfreund kann sich einbringen, erlebt immer wieder etwas
Neues, wird in seiner ganzen Person gefordert und ist Mitglied
einer Gemeinschaft.
Noch etwas anderes hat Boris Becker erfahren: wie wichtig es
ist, sich selbst treu zu bleiben. Damit meint er, man sollte
sich öfter fragen, warum man etwas tut.

10 STRESSKILLER
für den Alltag

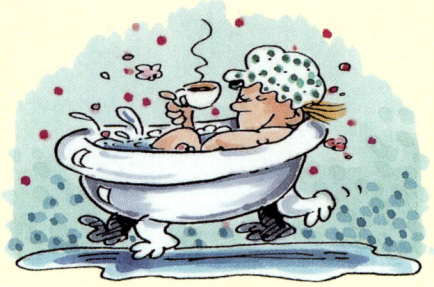

1. Nimm dir Auszeiten. Auch und gerade in hektischen Zeiten wirkt ein Spaziergang, ein Bad oder eine Tasse Tee wahre Wunder.

2. Plane deinen Tagesablauf und teile deine Arbeit gut ein.

3. Setze dir für deine Arbeit überschaubare zeitliche Rahmen.

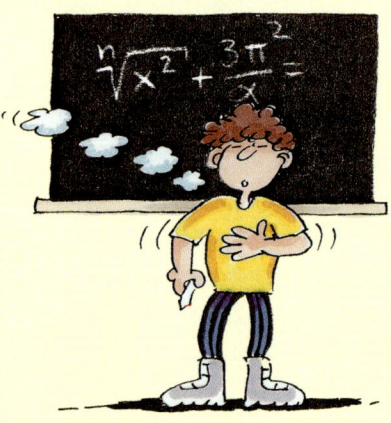

$$\sqrt[n]{x^2} + \frac{3\pi^2}{x} =$$

4. Schließe in schwierigen Momenten die Augen und konzentriere dich auf deinen Atem.

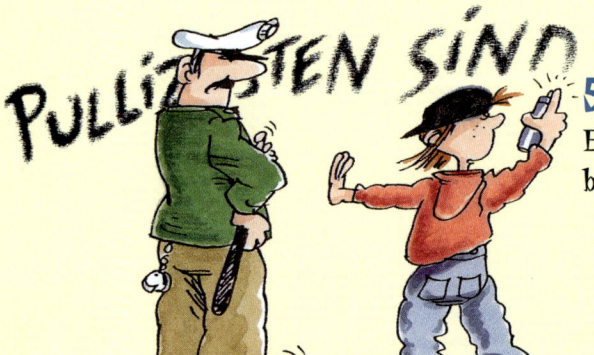

PULLIZISTEN SIND

5. Bringe erst eine Sache zu Ende, bevor du die nächste beginnst.

6. Nimm dir nicht zu viel auf einmal vor.

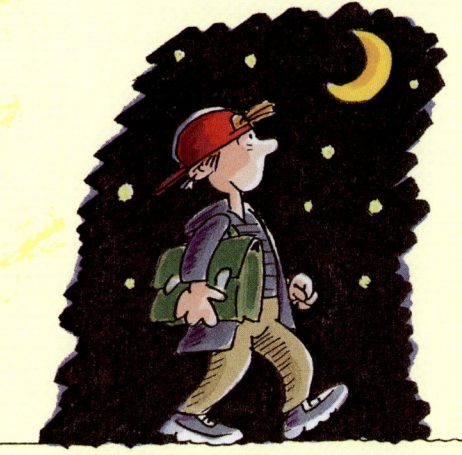

7. Vermeide, in Zeitdruck zu geraten. Gehe bei wichtigen Terminen rechtzeitig los, damit du nicht abgehetzt in der letzten Minute ankommst.

8. Breche unergiebige Auseinandersetzungen ab und nimm dir genügend Bedenkzeit. Überlege in Ruhe, was die Gründe für den Krach sind, und suche erst dann wieder die Diskussion. Versuche rechtzeitig, deine Gefühle auszudrücken.

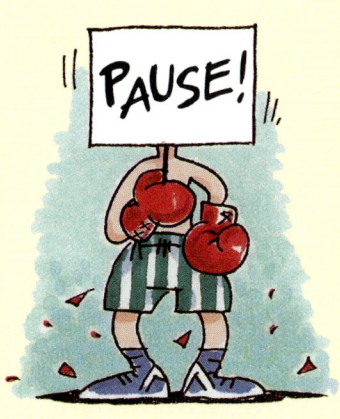

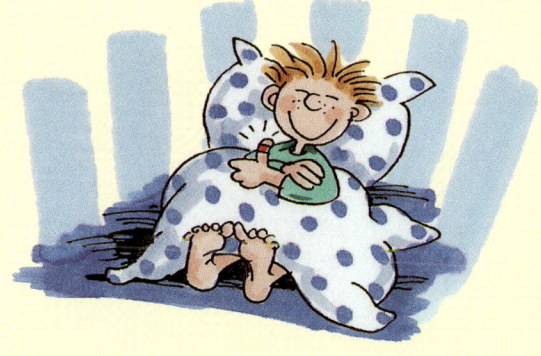

9. Nimm gesundheitliche Probleme ernst. Lass dir Zeit, Beschwerden richtig auszukurieren.

10. Gib dem Körper gerade vor Prüfungen und in Krisenzeiten, was er an Nahrung und Schlaf braucht.

Alkfrei genießen

Mit etwas Fantasie kannst du die wildesten alkoholfreien Drinks mixen, die häufig fruchtiger und erfrischender schmecken als die harten Sachen. Es gibt eine Menge Anleitungen und Rezepte für diese gesunden Getränke. Aber es macht auch Spaß, selbst mit den verschiedensten, vielleicht sogar exotischen Zutaten zu experimentieren und aus Milch, Früchten, Tee und Gemüsesäften eigene „Alkfreie" zu kreieren.
Hier drei Anregungen:

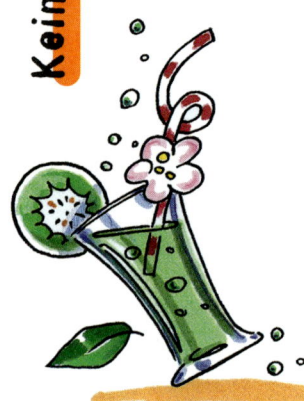

Pfirsich-Kiwi-Bowle — Der Party-Drink:

4 Pfirsiche ✳ 2 – 4 Kiwis ✳ 1 Flasche weißer Traubensaft ✳ 1 Flasche Gingerale ✳ 1 Flasche Sodawasser

Pfirsiche kurz überbrühen, in kaltem Wasser abschrecken, häuten, vom Stein lösen und ebenso wie die geschälten Kiwis in Scheiben schneiden. Das Obst mit dem Traubensaft kalt stellen. Erst vor dem Servieren Gingerale und Sodawasser zugeben.

Heißer Fruchtpunsch — Der Winter-Wärmer:

1 Liter Apfelsaft ✳ 1 Liter roter Traubensaft ✳ 1/4 Liter Wasser ✳ 2 Zitronen ✳ 2 Orangen ✳ 2 Teelöffel Honig ✳ 6 Nelken ✳ 1 Stange Zimt

Die in Scheiben geschnittenen Orangen und Zitronen mit den übrigen Zutaten in einem großen Topf kurz aufkochen, vom Herd nehmen und zwei Minuten ziehen lassen. Abseihen in eine Punchterrine und heiß servieren.

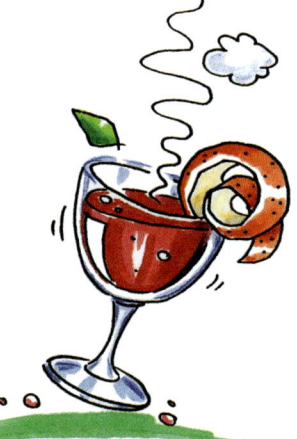

Himbeer-Surprise — Der Erfrischungsdrink:

250 Gramm Himbeeren ✳ 3/4 Liter Milch ✳ 1 Esslöffel Zucker ✳ 1 Esslöffel Zitronensaft

Alle Zutaten in einen Mixer geben, eiskalt servieren.

Man sollte bewusster durch das Leben gehen, sich ruhig Zeit lassen, um herauszufinden, was man möchte und warum man etwas nicht möchte. Das hilft auch, anderen klar seine Meinung zu sagen, etwa wenn sie einen verspotten, weil man keine Zigaretten rauchen oder kein Bier trinken will. Wer keine Angst hat, ausgelacht zu werden, beweist ein gesundes Selbstwertgefühl und vertritt seine Wünsche auch gegen das Unverständnis der anderen. In jungen Jahren sind die eigenen Vorlieben und Abneigungen noch nicht so ganz klar. Wenn man deshalb mal unsicher ist, wie man sich verhalten soll, kann man sich ruhig Rat von anderen holen, von den Eltern, Lehrern oder Freunden, zu denen man Vertrauen hat.

So gehst du Drogen aus dem Weg

Vermeide Orte, an denen Drogen genommen werden.

Nein zu sagen ist keine Schwäche, sondern beweist dein Selbstbewusstsein.

Nimm keine Drogen, wenn du Probleme hast, einsam bist oder dich langweilst.

Suche Entspannung in der kreativen Beschäftigung oder durch Aktivitäten.

Lerne die schönen Dinge des Lebens genießen.

Suche dir Freunde, die kritisch mit Drogen umgehen.

Leben OHNE Drogen

Das Leben hat nicht nur schöne Seiten, sondern es gibt auch Zeiten mit Misserfolgen, Streit, Prüfungsstress und Frust. Doch diese unerfreulichen Dinge sind ebenso „Salz in der Suppe" des Alltags wie gute Musik, Freunde, verliebt sein oder eine heiße Rave-Party. Eigentlich lernt man durch unangenehme Ereignisse die angenehmen Momente richtig schätzen.

Anleitung zum GLÜCKLICHSEIN

Glück kann man nicht erzwingen, aber man kann sein Leben so einrichten, dass die Chancen darauf steigen. Das ist einfacher, als man denkt, man muss nur einige Spielregeln beachten.

1. Suche in deiner Freizeit und bei der Arbeit Aufgaben, die deine Fähigkeiten fordern. Wenn man Widerstände überwindet und seine Ziele erreicht, ist man mit sich und der Welt zufriedener.

2. Sei aktiv, engagiere dich in Sportvereinen, Hobby-Clubs, sozialen Einrichtungen oder Jugendgruppen. Solche Einrichtungen sind auch Orte der Begegnung. Über die gemeinsamen Interessen und Unternehmungen findet man leichter Kontakt zu gleich gesinnten Menschen. Man lernt dort auch, sich durchzusetzen, sich für gemeinsame Ziele stark zu machen und Abwechslung zum Stress in der Schule oder bei der Arbeit zu finden.

3. Gönne dir regelmäßig eine richtige Entspannung. Nur so schöpfst du neue Kraft und erträgst die Wirklichkeit besser.

DER WEG IST DAS ZIEL!

4. Lebe bewusster und konzentriere dich auf das Wesentliche.
Das bedeutet allerdings nicht, dass du stur nur deinen Zielen und deinem eigenen Wohlergehen nachjagst.

5. Reagiere gelassen, wenn manche Unternehmen nicht auf Anhieb klappen. Es ist normal, dass man Fehler macht und daraus lernt.

6. Du musst auch mal verzichten können und die Bedürfnisse anderer respektieren. Seine Meinung zu vertreten heißt ja nicht, dass man immer seinen Kopf durchsetzen muss.

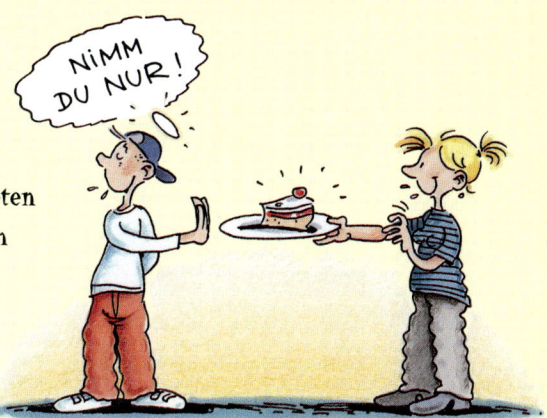

7. Wer zuversichtlich ist, dem gelingt vieles leichter, weil er die Aufgaben mit wesentlich mehr Mut und Einsatzwillen anpackt.

Wer von vornherein skeptisch ist, gibt sich weniger Mühe.

Diese Regel gilt auch im Umgang mit anderen Menschen.

Wer immer negativ eingestellt ist, stößt häufiger auf Ablehnung als jemand, der fröhlich ist.

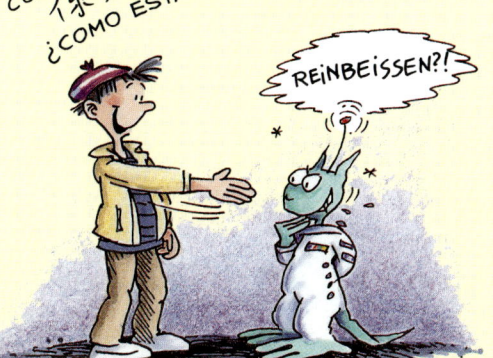

8. Sei aufgeschlossen gegenüber Neuem und gegenüber deinen Mitmenschen. Dann weißt, erfährst und erlebst du mehr als alle, die völlig desinteressiert sind.

9. Suche dir Freunde, bei denen du dich gut aufgehoben fühlst und die dich in deinen Plänen unterstützen. Einsamkeit macht traurig, gemeinsame Unternehmungen und die Möglichkeit, sich aussprechen zu können, heben dagegen die Stimmung. Natürlich gibt es auch in Freundschaften wie überall, wo Menschen miteinander zu tun haben, Streit und Enttäuschungen. Aber auf Dauer profitiert man von jeder echten Gemeinschaft mehr, als man durch sie verliert.

10. Freue dich auch über die kleinen Lichtblicke im Alltag. Sie sind der Nährboden für Zufriedenheit und Ausgeglichenheit. Allerdings nur, wenn du solche Erlebnisse und Ereignisse nicht gedankenlos konsumierst, sondern die Momente auch genießen kannst.

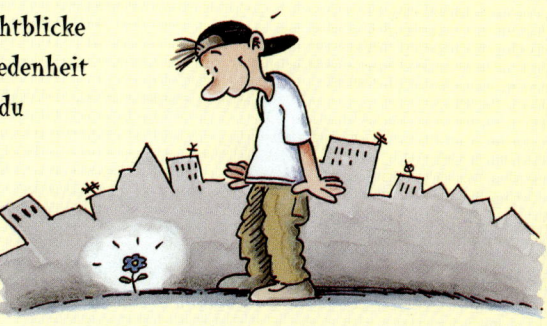

Neue Herausforderungen und anspruchsvolle Aufgaben machen die Zukunft spannend. Wer sie trotz Tiefschlägen meistert und nicht vor ihnen flieht, ist zu recht stolz auf sich und seine Leistung.

Unangenehmen Dingen aus dem Weg zu gehen ist einfach und bequem. Aber auf Dauer verpasst man einen ganz wichtigen Teil seines Lebens.

Keine Droge kann dem Menschen geben, was nicht schon in ihm steckt. Aber sie kann ihm alles nehmen, was an ihm besonders ist.

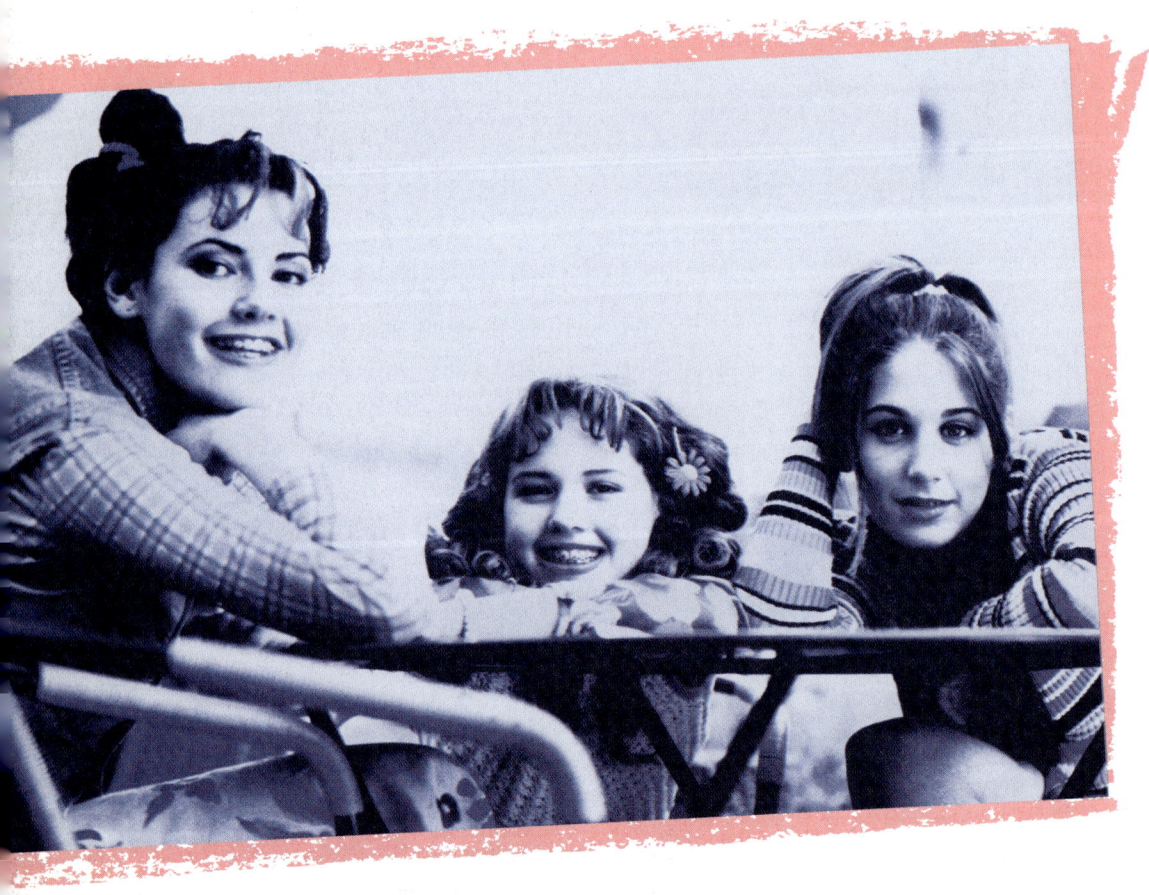

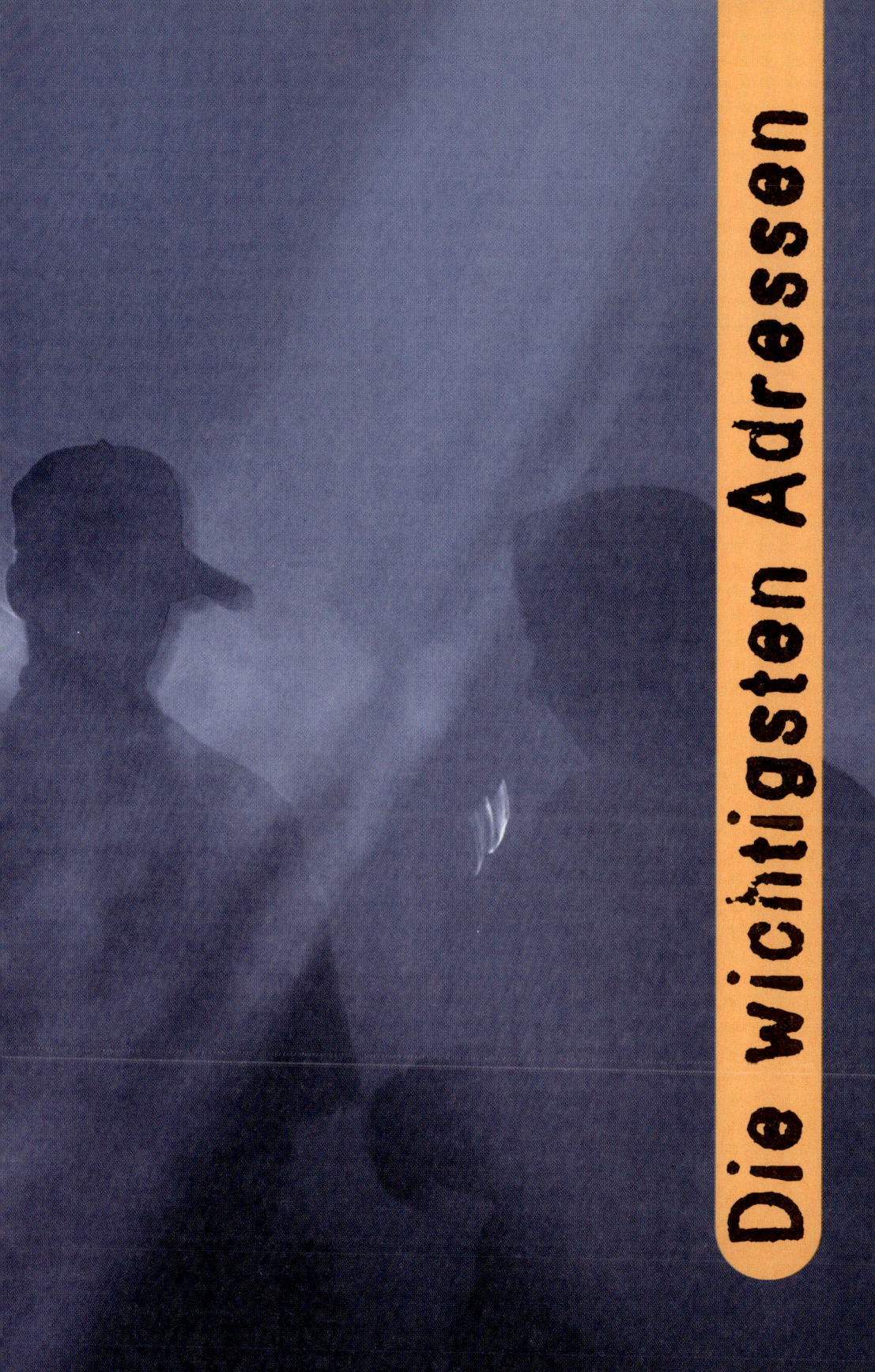

Die wichtigsten Adressen

IN DEUTSCHLAND

Behörden und Verbände:

Deutsche Hauptstelle gegen die Suchtgefahren e.V. (DHS)
Westring 2, 59065 Hamm
Tel.: 0 23 81 / 9 01 50

Gesamtverband für Suchtkrankenhilfe im Diakonischen Werk der Evangelischen Kirche in Deutschland e.V. (GVS)
Kurt-Schumacher-Str. 2
34117 Kassel
Tel.: 05 61 / 10 95 70

Deutscher Caritasverband e.V. Referat Gefährdetenhilfe
Postfach 420
79004 Freiburg
Tel.: 07 61 / 20 03 69

Arbeiterwohlfahrt Bundesverband e.V.
Oppelner Straße 130
53119 Bonn
Tel.: 02 28 / 6 68 51 51

Deutscher Paritätischer Wohlfahrtsverband e.V.
Heinrich-Hoffmann-Straße 3
60528 Frankfurt
Tel.: 0 69 / 6 70 62 69

Fachverband Sucht e.V.
Adenauerallee 58
53113 Bonn
Tel.: 02 28 / 26 15 55

Fachverband Drogen und Rauschmittel (FDR) e.V.
Odeonstr. 14
30159 Hannover
Tel.: 05 11 / 1 83 33

Die Beratungsstelle in meiner Nähe hat folgende Adresse:

(Die Nummer findest du im Telefonbuch unter Beratungsstelle, Suchtberatungsstelle, Jugend- und Drogenberatungsstelle oder Psychosoziale Beratungs- und ambulante Behandlungsstelle für Suchtkranke.)

....
....
....
....
....

Falls du sie dort nicht gefunden hast, schau unter den Trägerorganisationen Diakonie, Caritas, Arbeiterwohlfahrt, Deutscher Paritätischer Wohlfahrtsverband oder dem Deutschen Roten Kreuz nach. Auch das Gesundheitsamt, das Landratsamt oder die Stadtverwaltung kann Auskunft über die Beratungsstellen geben.

Bundeszentrale für gesundheitliche Aufklärung
Ostmerheimerstr. 220
51109 Köln
Tel.: 02 21 / 8 99 20 oder
         02 21 / 89 20 31
(tgl. 10.00 – 22.00 Uhr)

Selbsthilfe und Suchtberatung

(bundesweite Kontaktstellen, die örtliche Initiativen und Anlauf-stellen vermitteln).

Al-Anon Familiengruppen –
Gruppen für Angehörige,
Alateen – Gruppen für Kinder und jugendliche Angehörige
Emilienstr. 4
45128 Essen
Tel.: 02 01 / 77 30 07

Anonyme Alkoholiker (AA), Deutschland,
Interessengemeinschaft e.V.
Postfach 46 02 27
80910 München
Tel.: 0 89 / 3 16 95 00

Anonyme Eßsüchtige Deutschland
Postfach 106206
28062 Bremen
Tel.: 04 21 / 32 72 24

Anonyme Spieler Deutschland
Eilbeker Weg 20
22089 Hamburg
Tel.: 0 40 / 2 09 90 - 09
                     oder - 19

Blaues Kreuz in Deutsch-land e.V.
Freiligrathstr. 27
42289 Wuppertal
Tel.: 02 02 / 62 00 30

Bundesarbeitsgemeinschaft der Freundeskreise für Suchtkran-kenhilfe in Deutschland e.V. (BAG)
Kurt-Schumacher-Str. 2
34117 Kassel
Tel.: 05 61 / 78 04 13

Bundesverband der Elternkreise drogengefährdeter und drogen-abhängiger Jugendlicher e.V.
Herzbergstr. 82
10365 Berlin
Tel.: 0 30 / 55 67 02 - 0

Cinderella,
Aktionskreis Eß- und Mager-sucht,
Westendstr. 7
80339 München
Tel.: 0 89 / 5 02 12 12

Deutsche Guttempler-Jugend e.V.
Adenauerallee 45
20097 Hamburg
Tel.: 0 40 / 24 58 80

Jugendhilfe e.V.
Pinneberger Weg 22 – 24
20257 Hamburg
Tel.: 0 40 / 85 31 20 35

Kreuzbund e.V.,
Selbsthilfe und Helfer-gemeinschaft für Suchtkranke und deren Angehörige
Münster Str. 25
59065 Hamm
Tel.: 0 23 81 / 67 27 20

Malteser-Telefon
Auskunft über Selbsthilfe-gruppen, Hilfsorganisationen und Beratungsstellen
Tel.: 02 21 / 34 10 11

Nationale Kontakt- und Informationsstelle zur Anregung und Unterstützung von Selbsthilfegruppen (NAKOS)
Albrecht-Achilles-Str. 65
10709 Berlin
Tel.: 0 30 / 8 91 40 19

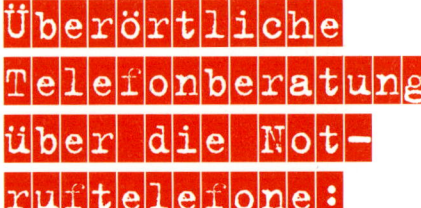

Überörtliche Telefonberatung über die Notruftelefone:

München
0 89 / 28 28 22

Köln
02 21 / 31 55 55

Düsseldorf
02 11 / 32 55 55

Essen
02 01 / 40 38 40

IN DER SCHWEIZ

Bundesamt für Gesundheitsfragen
Koordinationsstelle für Drogenfragen
Bollwerkstr. 27
3001 Bern
Tel.: 0 31 / 61 95 43

Drop-In
Asylstr. 23
8032 Zürich
Tel.: 01 252 5455

Jugendberatungsstelle der Stadt Zürich
Röntgenstr. 44
8005 Zürich
Tel.: 01 251 6404

Blaues Kreuz Stadt Bern
Zeughausgasse 39
3011 Bern
Tel.: 031 311 3011

Jugend- und Drogenberatungsstelle
Loestr. 37
7000 Chur
Tel.: 081 257 2690

Le Point
Rue Dubois-Melly 2
1205 Geneve
Tel.: 022 328 0858

Sozialmedizinischer Dienst
Murbacherstr. 35
6003 Luzern
Tel.: 041 210 4531

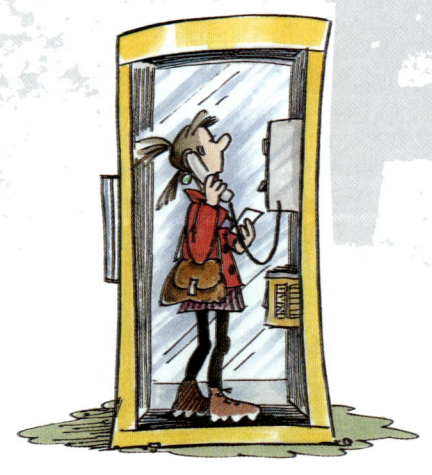

IN ÖSTERREICH

(siehe auch im Telefonbuch
unter Psychosozialer Dienst oder
Drogenberatungsstelle)

Sozial-Telefon:
06 60 / 67 85

Alkoholkummer-Nummer:
02 22 / 332 3231

Dialog
Hilfs- und Beratungsstelle für
Suchtgefährdete und ihre
Angehörige
Hegelgasse 8/3/11
1010 Wien
Tel.: 02 22 / 51 20 18 10

So what!
Beratungsstelle für Menschen mit
Eßstörungen
Staudgasse 7/1
1180 Wien
Tel.: 02 22 / 4 06 57 17

Point
Jugendberatungsstelle
Starhembergerstr. 11
4020 Linz
Tel.: 07 32 / 77 08 95

X-Dream
Beratungsstelle für Jugendliche
und Suchtfragen
Bahnhofstr. 8/2/10
4400 Steyr

EGO – Beratungsstelle für
Jugend-, Alkohol- und Drogen-
probleme
Ringstr. 45
5280 Braunau
Tel.: 0 77 22 / 46 78

Circle – Jugend- und
Drogenberatungsstelle
Richard-Wagner-Str. 3
4600 Wels
Tel.: 0 72 42 / 4 52 74

Jugendhilfsdienst
Sucht- und Drogen-
beratungsstellen
St.- Julien-Str. 9
5020 Salzburg
Tel.: 06 62 / 87 96 82

INFO – Jugend- und
Familienberatungsstelle
Orpheumgasse 8
8020 Graz
Tel.: 03 16 / 91 58 02

Schwindelfrei
Drogenberatungsstelle des
Jugendzentrums Z6
Dreiheiligenstr. 9
6020 Innsbruck
Tel.: 05 12 / 58 08 08

Clean Bregenz
Römerstr. 16/3
6900 Bregenz
Tel.: 0 55 74 / 4 54 00

Schülernotruf
Viehmarktstr. 3
6850 Dornbirn
Tel.: 0 55 72 / 3 34 54

Adressen im Internet:

Auf der Homepage der Jugendberatung
und Jugendhilfe e. V. könnt ihr nicht
nur Infos abrufen, sondern auch Fragen stellen und euch beraten lassen:
http://www.drogenberatung-jj.de

Eine Übersicht über Drogen-
beratungsstellen bietet
**http://www.meb.uni-bonn.de/
giftzentrale/dhsidx.html
http://www.bzga.de**

Der Förderverein e. V.
KEINE MACHT DEN DROGEN
stellt sich vor:

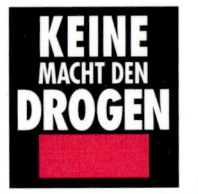

Gemeinnütziger
Förderverein e.V.

Die beliebteste Jugendzeitschrift mit den fünf großen Buchstaben hat kürzlich bei einer Umfrage bei 11- bis 14-jährigen herausgefunden, dass die überwältigende Mehrheit von 83 % die Arbeit von KEINE MACHT DEN DROGEN für wichtig empfindet. Vielleicht hast du ja bereits in der Schule, in deinem Freundes- und Bekanntenkreis oder mit deiner Familie über die gefährlichen Folgen des Drogenmissbrauchs diskutiert.

Wer wir sind:
Bestimmt kennt ihr den Slogan KEINE MACHT DEN DROGEN. Vielleicht habt ihr ihn schon auf Plakaten oder in Zeitschriften entdeckt. Aber es ist nicht nur einfach ein Logo, sondern es steckt viel mehr dahinter. Es gibt einen Förderverein KEINE MACHT DEN DROGEN e.V., der 1996 als gemeinnütziger Verein gegründet wurde. Sein Ziel ist es, aktiv etwas gegen Drogensucht zu unternehmen.

Was wir wollen:
Da nicht alle Menschen über die Zerstörungskraft von Drogen Bescheid wissen, ist es wichtig, dass sehr früh Aufklärungsarbeit geleistet wird. Aber wir wollen euch nicht nur davor warnen, wie gefährlich es ist, Drogen zu nehmen, sondern auch zeigen, dass ihr keine Drogen braucht, um glücklich zu sein, um cool zu sein oder um sportliche Leistung zu bringen.
Wir bieten Alternativen bevor Sucht entsteht.

Was wir tun:
Wir organisieren Sport- und Musikevents, wo ihr euch mal richtig austoben, neue Freunde finden oder einfach Spaß haben könnt. Sei es eine deutschlandweite Fußballtour oder eine interaktive Erlebnisausstellung mit vielen prominenten Botschaftern. Auf diese Weise wollen wir euch nahe bringen, wie erlebnisreich ein drogenfreies Leben aussieht.

Ihr könnt uns helfen und selbst aktiv werden, indem ihr dem KEINE-MACHT-DEN-DROGEN-Club beitretet. Jedes Mitglied erhält ein spezielles Club-Set, bestehend aus T-Shirt, Pin und Aufkleber. Außerdem bekommt ihr viermal im Jahr die Clubnews zugeschickt, wo ihr was über bekannte Sportler oder Musikgruppen und neueste KEINE-MACHT-DEN-DROGEN-Aktionen erfahren könnt. Na, neugierig geworden? Wenn ihr mehr wissen wollt, dann meldet euch bei:

KEINE MACHT DEN DROGEN
Gemeinnütziger Förderverein e.V.
Theatinerstr. 9
80333 München
Tel.: 0 89/ 29 19 33 – 5
Fax: 0 89/ 29 19 33 – 99

Register

Bildquellennachweis:

o = oben, u = unten, l = links, r = rechts, M = Mitte

Umschlag: WDV Wirtschaftsdienst / Michael Völler

Bielefelder Fotobüro (Veit Mette): 7, 23, 24, 41, 77

WDV Wirtschaftsdienst: 10o (Richard Wagner), 10M (Mathias Stalter),
15 (Norbert Guthier), 28 (Gerhard Beneken), 32 (Bernhard Rüttger),
56 (Stefan Oberschelp), 64 (Bernhard Rüttger), 87 (Andreas Klehm),
109 (Richard Wagner), 120 (Michael Völler)

Das Fotoarchiv: 10u (Arslan Yavuz), 12 (Christoph Henning), 29 (Wolgang Schmidt),
33l (Markus Matzel), 33r (Markus Matzel), 38 (Gabe Kirchhiemer),
50lu (Vera Lentz), 53 (Christoph Henning), 67 (Richard Falco), 73 (Rickey Rogers),
83 (Knut Müller), 89o (Jörg Meyer), 94 (Sebastian Bolesch),
121 (Wolfgang Schmidt)

Brigitte Kraemer Fotografie: 84, 97

Thomas Stephan: 89u, 101, 104

Wolfgang Schivelbusch, Das Paradies, der Geschmack und die Vernunft, Ullstein, 1988
(S. 114, 110, 218): 26o, 26u, 46

Richard K. Diran, The Vanishing Tribes of Burma, Weidenfeld & Nicolson, 1997
(S. 61, 55o, 55u): 43, 50r, 50lo

Gerhard Seyfried, Wo soll das alles enden?, Rotbuch Verlag, 1978 (S. 45): 79

Die Inkas, Prisma Verlag, 1987 (S. 101): 81

Die Deutsche Bibliothek – CIP-Einheitsaufnahme

Drogen / Schmid; Schuler; Rieger. – Ravensburg:
Ravensburger Buchverl., 1999

Die Schreibweise entspricht den Regeln
der neuen Rechtschreibung.

3 2 1   01 00 99

Illustrationen: Birgit Rieger
Layout: Annette Sieblitz,
    unter Mitarbeit von Caroline Krämer
Umschlaggestaltung: Dirk Lieb
Redaktion: Sabine Zürn

Printed in Germany

ISBN 3-473-35464-3

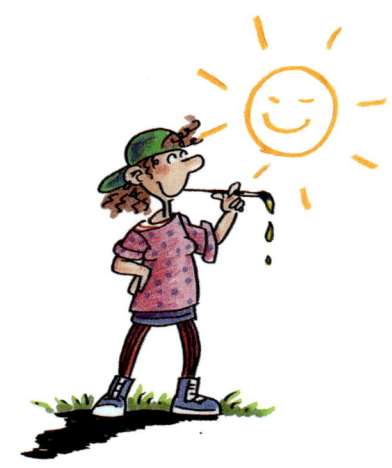